A MÁFIA DAS PRÓTESES

PEDRO RAMOS

A máfia das próteses

Uma ameaça à saúde

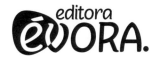

Publisher
Henrique José Branco Brazão Farinha
Projeto
Tonico Galvão
Produção executiva
Editorial Linha a Linha
Edição de texto
Kelen L. Giordano Amaro
Edição e pesquisa
César Nogueira
Pesquisa
Jeanne Pilli
Revisão
Clara Altenfelder
Projeto gráfico, capa e editoração
Aderson Oliveira
Fotomontagem de capa
akesak/Istockphoto;
Redbaron/Dreamstime.com;
oceandigital/Thinkstock
Impressão
TypeBrasil

Copyright © 2016 *by* Pedro Ramos
Todos os direitos reservados à Editora Évora.
Rua Sergipe, 401 – Cj. 1.310 – Consolação
São Paulo – SP – CEP 01243-906
Telefone: (11) 3562-7814/3562-7815
Site: www.evora.com.br
E-mail: contato@editoraevora.com.br

DADOS INTERNACIONAIS PARA CATALOGAÇÃO NA PUBLICAÇÃO (CIP)

R145m

Ramos, Pedro Luís Gonçalves, 1967-
    A máfia das próteses : uma ameaça à saúde / Pedro Ramos. - São Paulo : Évora, 2016.
    192 p. ; 16 X 23 cm.

Inclui bibliografia.
ISBN 978-85-8461-071-6

    1. Crime organizado – Brasil. 2. Prótese – Comércio – Brasil. 3. Saúde pública – Brasil. 4. Prótese – Adulteração. 5. Consumidores – Proteção. I. Título.

CDD- 364.1060981

JOSÉ CARLOS DOS SANTOS MACEDO - BIBLIOTECÁRIO – CRB7 N. 3575

À memória de minha mãe,
Marlene Coutinho
(1938-2016)

A todos que me inspiraram e encorajaram, em especial ao repórter Giovani Grizotti, à consultora Andrea Bergamini, à ex-secretária Nacional do Consumidor, Juliana Pereira, à diretoria da Associação Brasileira de Planos de Saúde – Abramge e empresas associadas, à Federação Nacional de Saúde Suplementar – FenaSaúde, à União Nacional das Instituições de Autogestão em Saúde – Unidas e à Unimed do Brasil, meus agradecimentos.

Sumário

Apresentação   9

Introdução   12

PARTE I   A MÁFIA EM AÇÃO   21

Cirurgias como *Big Macs*   22

A dança dos parafusos   25

Mãos sujas no coração do paciente   29

Fraudes para enganar a Justiça   36

PARTE II   A MÁFIA DESMASCARADA   41

Corra que a imprensa vem aí   42

Um mercado bilionário   45

Falcatruas sem fronteiras   55

   Propina no atendimento   61

   Corrupção em processos de compra (*procurement*)   64

   Relações de *marketing* impróprias   72

   Tráfico de influência, ressarcimentos indevidos e desvios   76

   Fraudes e desvios de medicamentos e dispositivos médicos   77

O *modus operandi* da máfia   79

   Todos os elos do esquema   89

Fabricantes em situação comprometedora   93

   Indiciamentos recomendados pelas CPIs   101

Medicina de balcão e advocacia de porta de hospital   103

Justiça *versus* judicialização   107

A saúde contra a máfia   114

   A palavra do Conselho Federal de Medicina   123

PARTE III   EM DEFESA DA SAÚDE   125

Dez propostas para um combate em todas as frentes   126

1. Tipificação dos crimes contra a saúde e fiscalização profissional   131

2. Divisão especial de combate a fraudes e crimes contra a saúde   137

   Polícia Federal em ação   144

3. Indenização financeira por danos materiais e morais   146

4. Fim da indústria de liminares   152

5. Regulação econômica, transparência da informação e defesa da concorrência   158

6. Regulação sanitária, incorporação tecnológica e Registro Nacional de Implantes   163

7. Protocolos clínicos e normas para o uso de dispositivos implantáveis   169

8. Novo modelo de remuneração na assistência médico-hospitalar   173

9. Governança global, *compliance* e autorregulação   175

10. Em defesa dos pacientes: conscientização e mecanismos de proteção   181

Bibliografia de referência e de consulta   185

Apresentação

Por MARIA STELLA GREGORI

CONHEÇO PEDRO RAMOS desde quando fui diretora da Agência Nacional de Saúde Suplementar (ANS), entre 1999 e 2005. Advogado aguerrido, destacava-se pelo conhecimento técnico, empreendedorismo e inovação. Muitas vezes divergíamos, e nossas discussões sempre foram muito acaloradas, ao mesmo tempo que respeitosas e construtivas, porque ambos perseguíamos a sustentabilidade do setor de saúde.

Quando soube que ele estava iniciando um projeto junto à Associação Brasileira de Planos de Saúde (Abramge) contra a chamada "máfia das próteses", ao lado de importantes atores do setor de saúde, do Poder Público e com apoio de meios de comunicação, pensei: "Se o Pedro está na liderança desse tema, muita gente vai ter de sair da zona de conforto e a sociedade brasileira vai ter de discutir como combater essas más práticas com eficácia".

Acompanhei esse trabalho e orgulho-me de vê-lo consolidado nestas páginas.

A saúde no Brasil encontra-se em situação semelhante à da maioria dos países em que o envelhecimento da população, consequência do aumento da expectativa de vida, leva os custos assistenciais a subirem rapidamente, puxados pela vertiginosa incorporação de novas tecnologias. A intensificação da demanda por assistência e dos gastos com a saúde, em face de recursos que são finitos, produz, entre outras consequências, o aumento expressivo de conflitos judiciais, criando o fenômeno da "judicialização da saúde". Essa cultura da litigiosidade é instigada, em certa medida, por profissionais da área da saúde envolvidos em práticas abusivas, como desvios de recursos e fraudes envolvendo as OPME (Órteses, Próteses e Materiais Especiais), que geram desperdício e gastos exorbitantes e ameaçam a saúde dos pacientes.

É desse cenário que trata o livro A *máfia das próteses*: uma ameaça à saúde. Ele traz uma contribuição importantíssima ao sistema de saúde brasileiro ao relatar, com base nas investigações feitas pela imprensa e pelas autoridades, o processo de organização das más práticas, ilícitas e criminosas, que ocorrem com tanta frequência em especialidades como ortopedia, cardiologia, neurologia e odontologia. E Pedro Ramos não fica somente na denúncia contundente e embasada da máfia. A partir da análise dos fatos, aponta os desafios que devem ser enfrentados para extingui-la.

Ao propor ações que devem ser implementadas o mais breve possível para combater a máfia das OPME, o livro inquieta, porque sublinha a responsabilidade de inúmeros atores do setor de saúde em promover uma mudança de paradigma e cultura. Ao agir para pôr fim à corrupção, estaremos contribuindo para construir um setor de saúde sustentável, ou seja, responsável, transparente, ético, justo e economicamente equilibrado, visando à melhoria da qualidade da assistência à saúde para a população.

Esta é uma obra, portanto, que deve interessar a todos nós, cidadãos brasileiros, pois tudo o que envolve assistência à saúde diz respeito à vida. É um livro esclarecedor e corajoso como o autor – nada de meias palavras ou condescendência na busca de uma nova e sadia realidade. O momento atual, em que o Brasil está tentando se livrar da prática da corrupção em outras áreas, torna a sua publicação ainda mais oportuna. É em épocas de crise que surgem as grandes oportunidades para promover mudanças comportamentais e culturais.

São Paulo, agosto de 2016

Maria Stella Gregori é advogada, mestre em Direito das Relações Sociais pela PUC/SP e professora assistente mestre de Direito do Consumidor na PUC/SP. Foi diretora da Agência Nacional de Saúde Suplementar (ANS) e assistente de direção da Fundação Procon/SP.

Introdução

AO COMPLETAR os 76 anos, a sra. Wilma apresentava um quadro clínico, de modo geral, comum às pessoas da sua idade. Como ocorre com sete em cada dez mulheres idosas, os ossos estavam fragilizados pela osteoporose. A sra. Wilma, por essa razão, fora orientada por um geriatra a adotar uma dieta rica em cálcio e a exercitar-se, fazendo caminhadas, de preferência sob o sol da manhã. Dois outros problemas, porém, tornavam as caminhadas muito penosas. Ela sofria de grave insuficiência respiratória e, além disso, sentia dores nas articulações da bacia ao caminhar. Foi este problema específico que a levou ao consultório de um ortopedista e cirurgião em meados de 2014.

O percurso da sra. Wilma, a partir dessa consulta, involuntariamente a levou a conhecer um lado sinistro do sistema de saúde. Experiências parecidas, algumas com consequências trágicas, são vividas diariamente por muitos pacientes que procuram o Sistema Único de Saúde (SUS) ou a Saúde Suplementar (seguros ou planos privados de assistência à saúde, regulados pela ANS). Conforme o leitor verá em diversos relatos reunidos neste livro, são histórias que revelam várias irregularidades no atendimento médico-hospitalar. Em sua forma mais perversa, elas vão dar num submundo onde médicos antiéticos, empresas inescrupulosas, representantes comerciais dispostos a tudo por dinheiro e advogados oportunistas atuam de forma combinada.

Esse submundo da saúde foi severamente golpeado no início de 2015, quando uma série de reportagens levadas ao ar no programa "Fantástico", da Rede Globo, mostrou como opera uma organização criminosa conhecida como "máfia das próteses". A reportagem foi resultado de mais de três meses de investigação e do trabalho brilhante do repórter Giovani Grizotti[1]. O autor deste livro tem orgulho de haver colaborado para essa investigação, colocando à disposição da reportagem o conhecimento, as fontes e os dados que, com o apoio da Associação Brasileira de Planos de Saúde (Abramge)[2], vinha reunindo com o intuito de denunciar a citada máfia.

As reportagens do "Fantástico" não foram as primeiras sobre o assunto. No passado, outros veículos trataram do tema. Já em 2009, a jornalista Cláudia Collucci denunciara, na *Folha de S. Paulo*[3], que médicos das áreas de cirurgia cardiovascular, cirurgia plástica, neurocirurgia, oftalmologia e ortopedia recebiam da indústria comissões de 10% a 20% sobre o valor dos produtos por eles indicados. Em dezembro de 2014, a revista *Veja*[4] publicou uma reportagem de Cecília Ritto sobre a ação da Polícia Federal que desbaratou uma operação da máfia no Rio de Janeiro. Entretanto, nunca os agentes dessas quadrilhas haviam sido vistos em plena ação, de maneira tão crua e por um público tão grande, como nas cenas apresentadas pela televisão.

A organização mafiosa da saúde age intensamente em especialidades como ortopedia, cardiologia, neurologia e odontologia. E a preferência por essas áreas da saúde está relacionada à denominação "máfia das próteses". Explica-se: o principal atrativo dessas áreas, para os malfeitores, é a alta frequência de cirurgias em que são utilizados implantes e outros dispositivos

---

[1] Máfia das próteses coloca vidas em risco com cirurgias desnecessárias. **Fantástico**. Rio de Janeiro: Rede Globo, 2015. Programa de TV.

[2] A Abramge foi fundada em 8 de agosto de 1966 como Associação Brasileira de Medicina de Grupo, tendo adotado, a partir de 2016, a denominação atual de Associação Brasileira de Planos de Saúde. É uma entidade sem fins lucrativos que congrega empresas privadas que prestam assistência à saúde a mais de 20 milhões de beneficiários – cerca de um terço da população atendida pela Saúde Suplementar brasileira. O Sistema Abramge engloba ainda o Sindicato das Empresas de Medicina de Grupo (Sinamge), o Sindicato das Empresas de Odontologia de Grupo (Sinog) e a Universidade Corporativa Abramge (UCA).

[3] COLLUCCI, Cláudia. Novo código de ética proíbe médico de vender remédio. *Folha de S. Paulo*, 29 ago. 2009. Disponível em: <http://www1.folha.uol.com.br/fsp/saude/sd2908200901.htm>. Acesso em: 18 jul. 2016.

[4] RITTO, Cecília. Três *stents* e uma viagem. *Veja*, n. 2405, p. 74-75, 24 dez. 2014. Disponível em: <https://acervo.veja.abril.com.br/index.html#/edition/32066?page=74&section=1>. Acesso em: 21 jun. 2016.

médicos – que, na nomenclatura do setor, estão classificados sob a sigla OPME (Órteses, Próteses e Materiais Especiais). Entre os milhares de itens considerados como OPME estão desde *stents* (molas), pinos, fios e parafusos até aparelhos usados para substituir inteiramente ou melhorar o funcionamento de partes do corpo.

> **A organização mafiosa da saúde age intensamente em especialidades como ortopedia, cardiologia, neurologia e odontologia. O principal atrativo é a alta frequência de cirurgias em que são utilizados implantes.**

É importante deixar claro que não se faz aqui uma crítica ao uso desses dispositivos. Há entre as OPME maravilhas da tecnologia aplicada à saúde que, usadas de maneira apropriada, permitem melhorar muito a vida dos pacientes. Não é por outra razão que a procura por OPME se expande em todo o mundo. No Brasil, já movimenta mais de 1,5 bilhão de dólares ao ano. O problema é que esse crescimento vem acompanhado de alguns vícios inaceitáveis na conduta de empresas e pessoas que atuam no atendimento à saúde, visando induzir a demanda de maneira artificial, irresponsável e, muitas vezes, criminosa.

Os propósitos da máfia das próteses e de outras que se instalaram na saúde podem ser assim resumidos:

- realizar o maior número possível de cirurgias, mesmo que para isso seja preciso operar pacientes desnecessariamente ou, ainda mais grave, que a intervenção possa piorar a condição de saúde ou colocar em risco a vida desses pacientes;
- aumentar os ganhos financeiros com esses procedimentos por meio de expedientes antiéticos ou criminosos, como: fazer implantes sabidamente desnecessários; empregar as tecnologias mais caras, mesmo quando não sejam recomendadas ou não tragam benefícios adicionais; utilizar mais produtos do que o necessário nos procedimentos cirúrgicos ou, pior, fraudar relatórios para cobrar por produtos não utilizados;

- dirigir os resultados das licitações e das cotações de preços, tanto no setor público como no privado, valendo-se da corrupção;
- superfaturar preços de material e procedimentos cirúrgico-hospitalares, servindo-se da cartelização do mercado, para impedir a concorrência e impor valores artificiais;
- manipular a Justiça por meio de processos fraudulentos para obter decisões liminares que obriguem o SUS e os planos de saúde a pagar por esses procedimentos, com alegações falsas de que seriam emergenciais e de que a vida do paciente estaria em risco.

Para atingir seus objetivos inconfessáveis, as quadrilhas se cobrem com o manto da medicina. Contam, para tanto, com a colaboração de médicos, que conseguem aliciar oferecendo participação no produto dos crimes, paga na forma de gordas comissões sobre o valor dos artigos fornecidos.

> **Para atingir seus objetivos inconfessáveis, as quadrilhas se cobrem com o manto da medicina.**

A ação da imprensa, como se viu, tem o poder de tirar governantes, políticos, autoridades e representantes setoriais da zona de conforto. As más práticas não eram desconhecidas de nenhum deles, mas, por motivos diversos (na melhor das hipóteses, simples descaso, no que se refere às autoridades, ou corporativismo, no caso dos órgãos profissionais), pouco foi feito para combatê-las. O fato é que o escândalo evidenciado na reportagem levou à criação de uma força-tarefa envolvendo o Ministério da Saúde, a Receita Federal, o Ministério Público e a Polícia Federal; à formação de um Grupo de Trabalho Interinstitucional que produziu um relatório bastante detalhado sobre a questão; à criação de três Comissões Parlamentares de Inquérito – na Câmara dos Deputados, no Senado Federal e na Assembleia Legislativa do Rio Grande do Sul; a alguns indiciamentos, inquéritos policiais e prisões.

O despertar das autoridades para o problema e essas importantes iniciativas devem ser creditados à força das denúncias feitas. Cabe à sociedade manter-se alerta para evitar que o tempo, a inépcia, a inércia e outras forças deem a elas o esquecimento como destino. Um dos propósitos deste livro é impedir que isso aconteça.

> A condição de vulnerabilidade das vítimas, e também de suas famílias, torna ainda mais ignóbil o ato criminoso.

As maiores vítimas dessas quadrilhas são pessoas que, como a sra. Wilma, recorrem ao atendimento médico-hospitalar, público ou privado. Elas estão em busca de um alívio para a dor, mal-estar ou disfunção causada por uma doença. Estão debilitadas física e emocionalmente e, portanto, são presas fáceis para as quadrilhas que atuam na saúde. A condição de vulnerabilidade das vítimas, e também de suas famílias, torna ainda mais ignóbil o ato criminoso. Por essa razão, defendemos que os crimes contra a saúde não podem ser tratados como crimes comuns. São crimes qualificados que, por isso, merecem punição muito severa.

A questão moral torna os crimes cometidos pela máfia da saúde ainda mais graves. Os médicos que se prestam a essas práticas valem-se, para atrair e enganar as vítimas, do prestígio profissional de que desfrutam na sociedade. Há, portanto, nos malfeitos praticados por médicos, abuso da boa-fé das vítimas e transgressão do Código de Ética Médica – o qual juraram defender ao receber a autorização para a prática da medicina. Para julgar o comportamento desses profissionais existem os Conselhos de Medicina regionais e o federal. Eles têm a atribuição de analisar práticas médicas e o poder de impedir que os maus profissionais continuem atuando, com sanções que vão da advertência à cassação do registro profissional por infração ética. Os conselhos são, portanto, aliados decisivos na luta contra a máfia das próteses.

Outro aspecto dos crimes diz respeito à amplitude dos danos econômicos. Quando o golpe atinge a assistência à saúde pública, afeta o orçamento do governo e chega a prejudicar milhares de beneficiários do SUS. Quando é praticado contra os planos de saúde, a conta é paga pelo conjunto dos usuários dos planos e vai refletir nos índices de reajuste das mensalidades. Dessa forma, os crimes da máfia e outros de natureza semelhante são crimes contra a economia popular e contra o Estado.

A lista de danos e iniquidades é longa, como o leitor poderá ver. Envolve fraudes diversas, como estelionato, falsidade ideológica, lavagem de dinheiro, desvios de material ou peculato, cartel, organização criminosa, corrupção ativa e passiva. Merece destaque, no entanto, o fato de que muitos desses crimes constituem também atentados contra a saúde e a vida das pessoas. O vale-tudo, a ousadia e a desumanidade dos criminosos vão ao ponto de expor pacientes aos riscos de cirurgias de alta complexidade simplesmente porque estas são mais caras e proporcionam maior retorno. Tudo é feito no intuito de obter vantagem financeira indevida, sem levar em conta o que é melhor para o tratamento do paciente. Em alguns casos, a ação dos criminosos deixou nas vítimas sequelas severas, irreparáveis; em outros, pode tê-las levado à morte.

> A lista de danos e iniquidades é longa. Envolve fraudes diversas, como estelionato, falsidade ideológica, lavagem de dinheiro, desvios de material ou peculato, cartel, organização criminosa, corrupção ativa e passiva.

Essas fraudes e outros desvios na saúde, cuja expressão mais ameaçadora é a ação das máfias, não são exclusividade da nossa sociedade. É bem verdade que as falhas do mercado brasileiro, da legislação e dos sistemas de controle do Estado, entre outras, contribuem para agravá-los. Mas o problema, com variações e graus diversos, também ocorre em outros países, mesmo os mais ricos. Nos Estados Unidos, há mais de uma década se denunciam excessos na realização de procedimentos cirúrgicos motivados por interesses econômicos e não médicos. Numa das denúncias mais contundentes, uma série de reportagens do *The Wall Street Journal* intitulada "Saúde – segredos do sistema" analisou o banco de dados do Medicare, sistema norte-americano de assistência à saúde, e revelou um crescimento espantoso do número de cirurgias de coluna[5]. Mostrou também como esse fenômeno estava escandalosamente associado ao enriquecimento de alguns cirurgiões, que se tornaram milionários graças a contratos de consultoria com fabricantes de dispositivos médicos. A principal patrocinadora desse fenômeno, de acordo com o jornal, era a empresa líder do mercado de OPME nos Estados Unidos. Coincidência ou não, o nome dessa empresa foi um dos que surgiram no escândalo das próteses no Brasil.

Estudiosos da economia da saúde buscam entender os fatores que podem levar – e, de fato, levam – os médicos a "induzir a demanda" por procedimentos para obter vantagens financeiras. Analisam também políticas que podem contribuir para refrear, nos consultórios e hospitais, as tendências que surgem da exacerbação das leis do próprio mercado[6]. Nesse sentido, mostraremos também como deficiências no modelo de financiamento da saúde funcionam como um estímulo à indução da demanda e, no limite, acabam por criar um ambiente propício à ação das máfias da saúde.

O caráter internacional desse fenômeno que tem desvirtuado e corrompido a prática médica, como parte de uma estratégia de venda, fica evidenciado no envolvimento de empresas estrangeiras na comercialização de produtos. Muitos dos dispositivos e materiais mais sofisticados utilizados nas cirurgias são importados. São também caros e, portanto, em geral rendem comissões mais generosas aos médicos que se dispõem a colocar sua atividade profissional a serviço das empresas e em seu

---

[5] CARREYROU, John; MCGINTY, Tom. Top spine surgeons reap royalties, Medicare bounty. *The Wall Street Journal*, Nova York, 20 dez. 2010.

[6] Veja-se, a propósito, SLOAN, Frank A.; KASPER, Hirschel. *Incentives and choice in health care*. The MIT Press, maio 2008.

INTRODUÇÃO

próprio benefício financeiro e não em benefício da saúde dos pacientes. Certamente também rendem altas taxas de retorno aos fabricantes, pois os preços praticados no Brasil, conforme se verificou em grande número de casos investigados, estão muito além dos preços praticados nos países de origem. Como se opera essa mágica? Estratagemas próprios de cartéis e oligopólios, como contratos de exclusividade para importação, diferenciação artificial de preços por região e opacidade nos processos de compra e venda são alguns dos artifícios desses fabricantes, como se verá nos relatórios produzidos pelas CPIs e pelas investigações oficiais.

Para agravar o problema, deficiências nos mecanismos de controle de importações e de registro das OPME no sistema da Agência Nacional de Vigilância Sanitária (Anvisa) – sem o que elas não podem ser utilizadas no Brasil – dificultam o combate às práticas anticoncorrenciais. O sistema da Anvisa não está preparado, por exemplo, para acompanhar a dinâmica de um mercado que, no Brasil, lança mais de 14 mil novos produtos por ano[7]. Eles são precariamente classificados e se confundem numa babel de nomes que resulta, quase sempre, em informação inútil. Informações insuficientes ou não estruturadas facilitam a prática de preços artificiais, dificultam a regulação e o controle pelo Estado e criam o ambiente para a manipulação do paciente e do mercado. Como o paciente pode julgar se o implante recomendado pelo médico é o melhor ou se tem similar mais barato? Como o plano de saúde ou o SUS podem avaliar essa recomendação? Como o juiz que delibera sobre um pedido de liminar para a utilização daquele dispositivo poderá analisar adequadamente o caso?

---

[7] "Estimativa da OMS indica que há em circulação no mercado mundial de dispositivos médicos cerca de 1,5 milhão de produtos. Podem ser encontradas mais de 12 mil categorias para classificação de dispositivos médicos na Global Medical Device Nomenclature (GMDN), uma das mais difundidas nomenclaturas destinadas à padronização desses produtos no mundo. Nos EUA, a indústria de dispositivos médicos aporta um número em torno de 8 mil novos produtos por ano no mercado. No Brasil, em média são mais de 14 mil novos produtos por ano." In: GRUPO DE TRABALHO INTERINSTITUCIONAL SOBRE ÓRTESES, PRÓTESES E MATERIAIS ESPECIAIS (GTI--OPME). *Relatório final*. Brasília: jul. 2015. p. 64.

Esses problemas, conhecidos de longa data, foram apontados no relatório do Grupo de Trabalho Interinstitucional (GTI-OPME), e há propostas para saná-los. São soluções que exigem um trabalho de fôlego e envolvem discussão com organismos internacionais e entidades médicas. Em suma, são ações necessárias, mas difíceis. Portanto, se os agentes envolvidos no processo e a sociedade não estiverem vigilantes, as iniciativas para fazer as correções necessárias podem facilmente sucumbir às dificuldades – as reais, derivadas da natureza do problema, e as que serão criadas por quem não tem interesse em vê-lo solucionado.

> Informações insuficientes ou não estruturadas facilitam a prática de preços artificiais, dificultam a regulação e o controle pelo Estado e criam o ambiente para a manipulação do paciente e do mercado.

Ao mesmo tempo que trabalhava na autoria deste livro, dediquei-me a escrever na prática um capítulo importante que, assim esperamos, terá consequências de grande impacto no combate à máfia das próteses. Numa iniciativa inédita, a direção da Abramge, atenta ao anseio de suas associadas, decidiu travar esse combate nos Estados Unidos, país que sedia os mais importantes fabricantes e fornecedores de OPME. O objetivo é interpelar nos tribunais norte-americanos as empresas direta e indiretamente envolvidas em práticas irregulares no mercado brasileiro. Essa ação é parte desta cruzada que pretende mudar o panorama da saúde no Brasil e fazer com que o uso de órteses, próteses e materiais especiais deixe de ser uma fonte de ganhos escusos para mafiosos e volte a ser feito exclusivamente em benefício do paciente. Com este livro procuramos não só dar visibilidade às denúncias e mostrar as bases da ação da máfia das próteses, mas também apresentar propostas concretas para combatê-la. Esperamos que ele cumpra sua missão e ajude a sociedade brasileira a livrar-se desse mal que ameaça a saúde.

PARTE I
A MÁFIA EM AÇÃO

Cirurgias como *Big Macs*

DORES NA COLUNA cervical levaram o sr. Eraldo Fonseca[8] a consultar-se com dois neurocirurgiões da cidade de Gravataí, no Rio Grande do Sul. Ambos lhe disseram, a seu tempo, que não havia nada de errado com sua coluna. Entretanto, no seu íntimo, o diagnóstico pode ter colidido com a fé, muito disseminada entre médicos e pacientes, de que com as tecnologias modernas é possível resolver quase tudo no campo da saúde. É um pensamento falso que costuma levar a outro igualmente perigoso: o de que a cirurgia é o caminho mais curto para a cura. Um pouco dessas ideias tortas, somadas à dor que o incomodava, faziam do sr. Eraldo um alvo perfeito para a propaganda da clínica onde foi se consultar. O tratamento proposto, desta vez, apontou na direção contrária: cirurgia imediata, placa e parafusos para implante na coluna cervical. O diagnóstico soava tão familiar naquela clínica como um *jingle* da grande rede global de *fast-food*. Em vista do que se soube depois a respeito das relações promíscuas entre fabricantes de próteses e médicos, e de como elas transformaram a medicina num balcão de negócios, a comparação não soa descabida.

> " O diagnóstico soava tão familiar naquela clínica como um *jingle* da grande rede global de *fast-food*. "

---

[8] Os dados usados no relato do caso do sr. Eraldo Fonseca estão em: CPI DAS PRÓTESES E MEDICAMENTOS. *Relatório final*. Porto Alegre: Assembleia Legislativa do Estado do Rio Grande do Sul, 2016. p. 184-189.

O plano de saúde da SulAmérica pagou pelo procedimento do sr. Eraldo sem que fosse preciso judicializar a questão. Por oito parafusos e o restante do material, que o fornecedor vendeu por 45 mil reais, o hospital Dom João Becker cobrou 85 mil da SulAmérica. Tudo isso para que o paciente deixasse a sala de cirurgia com as próteses implantadas e um magote de sequelas. A mais grave era uma obstrução no esôfago, que dificultava a deglutição. Surgiu-lhe também, como consequência da intervenção, um nódulo na tireoide, que teria de ser retirado cirurgicamente. Por fim, um exame realizado alguns meses depois da operação revelou que os parafusos da coluna não estavam bem atarraxados. Se se tratasse de um conserto de veículo em uma oficina, o consumidor poderia exigir o reparo com base na garantia pelo serviço prestado. No gabinete do médico responsável pela clínica, porém, a regra era outra: fazer o plano pagar de novo pelo serviço que deveria ter sido bem-feito na primeira vez. Ele viu ali a oportunidade de realizar uma nova cirurgia, para enfim apertar adequadamente os parafusos.

Assim foi feito. Para infortúnio do paciente, a segunda cirurgia, cujos propósitos eram corrigir o problema do esôfago e da deglutição, reapertar os parafusos bambos e retirar o nódulo da tireoide, também não deu certo, exceto em relação ao nódulo. A dificuldade do paciente em engolir os alimentos continuou. Com um agravante: agora, quando Eraldo ingeria alguma coisa, uma secreção era expelida pelo orifício que, durante a cirurgia, fora aberto para dar passagem a um dreno. Sinal ruim de que uma possível infecção se instalara ali.

O ano de 2008 chegava ao fim. Eram as vésperas do Natal e do ano-novo, e o médico, em férias, não podia atender Eraldo pessoalmente. Sugeriu a ele que fosse ao hospital Dom João Becker e procurasse por seu irmão, também médico, que como ele atendia naquele hospital. Nem o irmão, nem outros médicos que examinaram Eraldo tomaram qualquer providência efetiva. Ele foi, então, a outra clínica, onde um outro médico abriu e limpou o local da infecção e o orientou a fazer limpezas e curativos diários. No terceiro dia de curativos, foram as enfermeiras que o alertaram para a gravidade do problema e sugeriram que procurasse o médico residente. A secreção, como este médico lhe mostrou, era escura e vinha misturada com resíduos de alimento. O residente matou a charada: o esôfago do sr. Eraldo tinha sido perfurado.

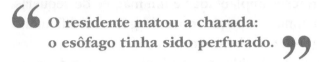

> O residente matou a charada:
> o esôfago tinha sido perfurado.

Março de 2009: em consulta com uma médica gastroenterologista, exame de fluoroscopia da deglutição constata "disfagia orofaríngica com penetração laríngea, divertículo ou pseudo-divertículo secundário e fístula na transição faringo-esofágica". Seguiram-se vários exames e tratamentos cujo denominador comum foi a não resolução do problema. O médico que fez a cirurgia, por sua vez, não admitia que houvesse uma perfuração no esôfago do paciente, e invocava em sua defesa o fato de que nenhuma endoscopia realizada por seus colegas no hospital Dom João Becker havia detectado o problema.

Outubro de 2014: Eraldo vai à Santa Casa de Misericórdia de Porto Alegre, consulta outro médico e realiza nova endoscopia. Bingo: o esôfago estava perfurado há anos por dois parafusos infectados. O trecho a seguir foi transcrito do relatório da CPI das Próteses e Medicamentos da Assembleia Legislativa do Rio Grande do Sul:

> Disse [o depoente Eraldo Fonseca] que o dr. José Artur Sampaio [da Santa Casa], ao analisar o exame, disse que era caso para cirurgia. Que o encaminharia a um médico de sua confiança chamado dr. Fábio Luiz Waechter. E que o mesmo não entendia o que Sanchis havia feito. Que na sequência este mesmo médico o submetera a uma cirurgia para retirada dos parafusos e placa, deixando apenas os enxertos ósseos. Que depois disso a infecção acabou, as dores na coluna diminuíram e que posteriormente fará uma nova cirurgia para remover o divertículo.

A dança dos parafusos

"NÃO OPERE" foi o conselho que a sra. Stela Marli Vignochi ouviu[9] do primeiro médico a que recorreu, no final de 2002, quando começou a sentir dores muito fortes na perna direita. O dr. Sérgio Zylbersztein invocou até mesmo uma pesquisa realizada na Santa Casa para reforçar seu ponto de vista. O estudo mostrava que pacientes submetidos a tratamentos conservadores em geral obtinham melhor resultado em comparação com os que iam para a mesa de operação.

Stela Marli não deu ouvidos ao alerta de Zylbersztein. Preferiu trocar de médico. Foi bater na porta do consultório de um outro especialista, que, ao contrário do primeiro, não titubeou: cirurgia imediata para colocação de implantes. Sugeriu também a ela que, por prevenção, recorresse a um advogado, porque o seu plano de saúde certamente se recusaria a pagar pelas próteses importadas que ele estava recomendando. Assim foi feito. Não houve demora até que ela conseguisse a liminar na Justiça. Com a garantia judicial de cobertura, ela foi para o centro cirúrgico do hospital Divina Providência, em Porto Alegre, no Rio Grande do Sul. Sua coluna foi remendada com espaçadores e recebeu quatro parafusos.

> 66 Sugeriu também a ela que, por prevenção, recorresse a um advogado, porque o seu plano de saúde certamente se recusaria a pagar pelas próteses importadas que ele estava recomendando. 99

---

[9] Os dados usados no relato do caso da sra. Stela Marli Vignochi estão em: CPI DAS PRÓTESES E MEDICAMENTOS. *Relatório final*. Porto Alegre: Assembleia Legislativa do Estado do Rio Grande do Sul, 2016. p. 174-180.

As dores aumentaram depois da cirurgia, e ela ouviu do médico uma lamúria sobre medicamentos que não estavam produzindo o efeito analgésico esperado, e que, assim, seria necessário fazer uma segunda operação. Em 28 de maio de 2003, a faca do mesmo cirurgião entrou novamente em ação e a coluna de Stela Marli recebeu um enxerto ósseo. Mas o problema continuou e, como se tivesse sido acometida por uma dessas síndromes que prendem a vítima ao seu algoz, ela aceitou, um ano depois, que o mesmo médico realizasse a terceira cirurgia. O médico, então, substituiu os quatro parafusos que havia instalado na coluna de Stela Marli por outros seis, novinhos em folha.

O total de parafusos implantados na sra. Stela, todos fornecidos pela fabricante de próteses Intelimed, subira para dez. Lembrando que o primeiro médico a examiná-la, dr. Zylbersztein, havia dito que ela não precisava de cirurgia nem de parafuso algum, podemos supor que a multiplicação de parafusos na coluna de Stela Marli seja um caso típico da chamada "indução da demanda", fenômeno que preocupa a gente séria que atua na saúde em todo o mundo.

O novo arranjo na coluna não eliminou a dor, e a paciente passou a depender de seguidas sessões de infiltração, conduzidas pelo mesmo médico. Um dia, no hospital, ao sair de uma dessas sessões, a coluna de Stela Marli travou. Ela entrou em desespero, imaginou que tinha ficado paralítica, e pôs-se a gritar e chorar. Atendida no setor de emergência, foi internada na mesma hora e, um ou dois dias depois, em 1º de abril de 2005, passou pela quarta cirurgia comandada pelo mesmo médico. Desta feita, para destravar a coluna da paciente, ele decidiu desfazer o que havia feito – retirar os seis parafusos da Intelimed. Conseguiu tirar cinco e meio, porque um deles se rompeu. O fragmento do parafuso rompido ficou alojado no osso sacro, que conecta a última vértebra da coluna ao cóccix, causando as dores que acompanharão Stela Marli pelo resto da vida.

Sem os parafusos, que antes das cirurgias não eram necessários, o corpo de Stela Marli perdeu a estabilidade, e por mais de um ano ela teve de usar cadeira de rodas e muletas para se locomover.

Não satisfeito com sua "obra", o médico tentou convencê-la a passar por uma nova cirurgia. Ela conseguiu dizer não, e foi em busca de um outro profissional para acompanhá-la. Chegou ao consultório e acreditou quando o médico disse que ia deixá-la "cem por cento". Que ia operá-la e colocar implantes importados em sua coluna e, depois disso, ela poderia dançar e fazer o que bem entendesse. "Vou te deixar dez!", foi a frase que ela ouviu do médico e que ficou em sua cabeça. Pois bem, ele implantou na paciente, de uma só vez, dez parafusos, numa operação que custou quase 110 mil reais ao plano de saúde. Foi a quinta operação, realizada em outubro de 2005. Somados aos dez anteriores, chegaram a vinte, portanto, os parafusos consumidos pela paciente que não precisava de nenhum. A beneficiada pela nova encomenda foi a Prohosp, empresa cujos produtos "abrangem grandes marcas mundiais, certeza de eficácia e segurança tanto para o comprador quanto para o profissional de saúde", como afirma a companhia em seu *site*.

> **As dores de Stela Marli pioraram e o médico – adivinhe – propôs a ela uma nova cirurgia. Desta vez para remover um dos parafusos que ele colocara.**

O enredo dos filmes anteriores se repetiu. As dores de Stela Marli pioraram e o médico – adivinhe – propôs a ela uma nova cirurgia. Desta vez para remover um dos parafusos que ele colocara e, como mostrava a tomografia, estava pressionando um disco intervertebral. Com medo, ela não quis mais ser operada por ele e recorreu a outro médico, indicado por uma amiga. O dr. Ernani Abreu realizou a sexta cirurgia. Limitou-se a retirar dois parafusos que a estavam machucando e disse que, além disso, não poderia fazer nada. O estrago estava feito e não havia como consertá-lo.

Outro médico procurado por Stela propôs uma intervenção pela parte frontal do corpo, mas ela não concordou. Entretanto, um novo incidente, em 2014, por pouco não a levou novamente para a mesa de cirurgia. Depois de sofrer um tombo, acometeu-lhe uma hérnia de disco na cervical. O médico encontrou, então, uma nova oportunidade para operar. Marcou a cirurgia de imediato, com placa, espaçador e seis parafusos para implante na coluna cervical. Quando a data estava próxima, Stela foi informada pelo hospital de que o plano de saúde aprovara a cirurgia, mas se recusava a pagar os implantes. Ela ficou espantada, pois o médico não lhe dissera que, sim, pretendia espetar-lhe mais alguns dispositivos na coluna. Stela Marli, desta vez, preferiu ficar com a dor e evitar o risco de novas complicações.

Acabou-se a história? Não. Stela Marli, assim como várias outras supostas vítimas da ação da máfia das próteses, apresentou-se à Comissão Parlamentar de Inquérito das Próteses e dos Medicamentos, na Assembleia Legislativa do Rio Grande do Sul, para contar essa longa série de desventuras na qual se pode perceber as digitais dos mafiosos. Durante o depoimento, ela disse aos deputados que, não bastassem todas as ocorrências, suspeitava que os parafusos remanescentes em sua coluna não eram feitos de titânio, como deveriam. A desconfiança surgiu porque, durante uma ressonância magnética, eles aqueceram de tal maneira que ela se sentiu mal. O trabalho dos peritos convocados pela CPI mostrou que a suspeita tinha fundamento. Depois de examinar os implantes que haviam sido retirados da coluna de Stela Marli, constataram que vários deles não possuíam registro de rastreabilidade, o que é um forte indício de falsificação.

Mãos sujas no coração do paciente

O PEITO do sr. Antônio Carlos Teixeira[10] precisou ser aberto, em 2010, para que o seu coração recebesse uma ponte de safena e uma mamária. Três anos depois, as suas coronárias foram inspecionadas por um cateter, um tubo longo e fino que é inserido no corpo do paciente através de vasos periféricos do braço, da coxa ou do pescoço. Com base no resultado do cateterismo, os médicos chegaram à conclusão de que a primeira cirurgia não dera conta do recado e ele teria de ser submetido a outra operação. Desta feita, para que as artérias fossem desobstruídas com a implantação de *stents* – minúsculas molas de material especial usadas para alargar os vasos e permitir o fluxo do sangue.

No relato feito à CPI da Máfia das Órteses e Próteses no Brasil, na Câmara dos Deputados, a esposa de Teixeira, Maria Elcy Alves da Silva, rememorou com detalhes a sequência dos fatos:

> "Quem fez o cateterismo foi o dr. Gerson. De imediato, eles me chamaram, e a médica falou comigo que ele precisava colocar três *stents* e que, no caso dele, que é diabético, não poderia ser o convencional, teria que ser o farmacológico. E como o SUS não cobria o farmacológico, se fosse direto pela Santa Casa, iria sair bem caro para mim. Ela pediu que eu procurasse a secretária do dr. Gerson, em nome do dr. Gerson, que com eles eu conseguia

---

[10] Os dados usados no relato do caso do sr. Antônio Carlos Teixeira estão em: COMISSÃO PARLAMENTAR DE INQUÉRITO PARA INVESTIGAR A CARTELIZAÇÃO NA FIXAÇÃO DE PREÇOS E DISTRIBUIÇÃO DE ÓRTESES E PRÓTESES, INCLUSIVE, COM A CRIAÇÃO DE ARTIFICIAL DIRECIONAMENTO DA DEMANDA E CAPTURA DOS SERVIÇOS MÉDICOS POR INTERESSES PRIVADOS – MÁFIA DAS ÓRTESES E PRÓTESES NO BRASIL. *Relatório final*. Brasília: Câmara dos Deputados, 15 jul. 2015. p. 141-143.

esses *stents* por um valor mais acessível. Eu a procurei e ela me disse que conseguiria os três *stents* por 30 mil reais. E foi dito para mim que o meu marido poderia morrer a qualquer hora, porque o estado dele era grave. Então, diante disso, eu providenciei o dinheiro e foi feito o procedimento. Só que quando terminou [...] [o médico] me procurou e falou comigo que teve uma emergência e eles tiveram de colocar mais um *stent* e que eu teria que pagar mais 10 mil e que, mais para o futuro, ele teria que colocar mais dois. Aí, fiquei desesperada, porque eu não tinha mais nem um centavo. O dinheiro que eu consegui foram os 30 mil e eu já tinha pago. Eu falei: 'Eu não posso pagar agora os 10 mil, porque eu não esperava'. Ele falou que 'não, tudo bem', que me dava um prazo para pagar. Eu pedi um recibo desses três *stents* que foram colocados e a secretária me falou: 'Olha, assim que você efetuar o pagamento do quarto *stent* a gente passa o recibo para você'. O meu marido fez o procedimento e foi para o CTI. Então, no CTI, naquela parte que o médico passa para a gente o prontuário [...], foi passado para mim que ele tinha colocado dois *stents*. Aí eu fiquei apavorada e procurei a médica, a cardiologista do meu marido. Ela foi e falou [...] que eu pudesse [*sic*] ficar tranquila, que o relatório completo do que foi feito com o meu marido ia direto para ela e que ela me garantia que tinham colocado os quatro *stents* farmacológicos.

"Daí eu fiquei na dúvida: será que colocou mesmo ou não? Por causa do que estava relatando o prontuário. Mas [...] como a gente confia na médica que é a cardiologista dele, [e] ela me garantiu isso, eu fiquei tranquila. Só que, daí, passou [a haver] uma cobrança. A secretária me ligava todos os dias cobrando esses 10 mil. E eu não tinha realmente de onde tirar os 10 mil. Eu fui e falei com ela: 'Eu não tenho como arrumar esses 10 mil. Eu vou passar o telefone do meu esposo, porque ele já está melhor e você vai ver com ele, porque eu não tenho jeito'. Aí ela começou a ligar para ele [...]. E a médica falando que ele precisava colocar os outros dois. Ele foi e falou: 'Olha, eu não tenho mais condições. Eu prefiro morrer do que colocar mais dois *stents*'. Depois de muito tempo, [...] eles pararam de me ligar e acho que do final [...] de 2014 para cá não me ligaram mais e nem para o meu marido cobrando.

"[...] Agora a minha dúvida aumentou [sobre] se realmente foram colocados os quatro *stents* farmacológicos [...] e fiquei [...] revoltada com a situação, porque a gente passa por um *stress* muito grande. O emocional da gente fica muito abalado. [...] Não é a questão do dinheiro, que é muito difícil para a gente que é pobre conseguir, não, [a questão] é com o emocional, com o amor que a gente tem com o ser humano e que parece que eles não têm."

> 'Não é a questão do dinheiro, que é muito difícil para a gente que é pobre conseguir, não, [a questão] é com o emocional, com o amor que a gente tem com o ser humano e que parece que eles não têm.'

Esse e outros casos começaram a ser investigados pela Polícia Federal e pelo Ministério Público em meados de 2014. A ação, batizada de Operação Desiderato, teve como foco principal a área de cardiologia, um dos pratos preferidos da máfia das próteses. A investigação abarcou fabricantes de próteses, médicos e prestadores de serviço do SUS, suspeitos de um menu de crimes que incluía desvios de materiais, fraudes e corrupção ativa e passiva.

Logo os investigadores constataram que as falcatruas na área pública também transitavam, pelas mãos dos mesmos personagens suspeitos, na Saúde Suplementar. Uma ação típica consistia em exagerar a quantidade necessária de *stents* farmacológicos em cirurgias, desviar o excedente e criar um estoque paralelo para ser revendido, posteriormente, para pacientes do SUS ou dos planos de saúde, cobrando por fora. O modo como esses médicos agiam para levar os pacientes a pagar pelos *stents* chegava a requintes de crueldade, como se viu no relato do caso do paciente Antônio Carlos Teixeira, cuja esposa fora pressionada a pagar um valor extra, quando ele estava num leito do centro de terapia intensiva.

A descoberta desses esquemas levou os investigadores a suspeitar que a máfia, em busca de *stents* para seu estoque paralelo, também estava envolvida no caso da jovem professora Eliana Alves Ferreira Veloso.

"A senhora tem um mioma no útero", disse a ginecologista, após analisar os exames. A jovem Eliana Alves Ferreira Veloso[11], diante dessa afirmação assustadora, deve ter estremecido. A descoberta de um tumor – mesmo quando nos asseguram não ser do tipo maligno – toca as cordas do nosso medo. Ela precisou de alguns instantes para se recompor, antes de perguntar como seria possível tratar aquele problema. Depois levou a mesma pergunta a vários ginecologistas de Montes Claros, em Minas Gerais, em busca de respostas. Embora o mioma não fosse maligno, estava atrapalhando a sua vida. Ela acabara de se formar, começara a dar aulas e não parava de sofrer com cólicas. Precisava resolver aquilo e, se necessário, iria a Belo Horizonte ou a São Paulo em busca da solução.

Uma luz se acendeu quando um dos médicos consultados lhe falou sobre um tratamento relativamente novo, a embolização da artéria uterina, que podia ser feito na própria cidade, no departamento de Hemodinâmica da Santa Casa. Era uma solução menos invasiva, uma alternativa à cirurgia de retirada do mioma (miomectomia) ou de retirada do útero (histerectomia). Ótimo, pois ela temia, sobretudo, que o mioma a impedisse de realizar o sonho de ter filhos. Foi com essa esperança que ela decidiu se submeter à tal embolização. Daí para a frente, porém, se viu enredada em uma sequência de acontecimentos que dariam um desfecho doloroso ao seu tratamento.

O médico lhe explicou que a embolização era um procedimento simples. Um pequeno corte, de dois milímetros, seria feito na sua virilha e, por ele, o cirurgião alcançaria a artéria femoral. Por ali passaria o cateter até outra artéria, ligada ao útero, com a missão de obstruir a passagem do sangue por ela. A lógica da intervenção é impedir que a artéria continue a irrigar com sangue o mioma, obrigando-o a regredir. Não se trata de procedimento de alta complexidade, e pode mesmo ser feito numa clínica, com anestesia local. O corte é tão pequeno que

---

[11] Os dados usados no relato do caso do sra. Eliana Alves Ferreira Veloso estão em: COMISSÃO PARLAMENTAR DE INQUÉRITO – MÁFIA DAS ÓRTESES E PRÓTESES NO BRASIL. *Relatório final*. Brasília: Câmara dos Deputados, 15 jul. 2015. p. 122-125.

nem é necessário dar pontos. E algumas horas de repouso, no máximo um dia, são suficientes para a paciente se recuperar.

A única questão que faltava resolver era com relação ao plano de saúde. Ao fazer o plano, Eliana informara sobre a existência do mioma e, em razão disso, tinha de cumprir uma carência. É a regra adotada nos contratos do setor, com base nas normas da Agência Nacional de Saúde Suplementar (ANS). Para entender, basta imaginar o que aconteceria num plano se várias pessoas com problemas graves aderissem a ele e imediatamente começassem a fazer tratamentos caríssimos. Os custos assistenciais explodiriam de uma hora para outra. As carências evitam isso e permitem equilibrar as contas do plano. Para evitar uma espera de dois ou três meses, ela perguntou ao médico quanto lhe custaria se quisesse pagar por aquele procedimento. Depois de uma semana, recebeu como resposta um orçamento de 15 mil reais. Eliana pensou que, se o plano não cobrisse aquele procedimento, não teria outro jeito. "Se fosse preciso, a gente ia vender a casa."

> **❝** O médico não quis conversa, disse que com outro material não realizaria o procedimento. O plano se curvou à sua determinação e aprovou o orçamento. **❞**

Não foi preciso. Em pouco tempo, o plano deu o sinal verde para a intervenção. Mas, no orçamento enviado à operadora, os valores eram outros. Só de material, a conta registrava 30 mil reais. Um funcionário da operadora ligou para Eliana e pediu para conversar com o médico sobre a possibilidade de usar material de outro fornecedor, por um custo menor. O médico não quis conversa, disse que com outro material não realizaria o procedimento. O plano se curvou à sua determinação e aprovou o orçamento. Às vésperas da intervenção, o médico ligou para Eliana dizendo que estaria num congresso e não poderia realizar a cirurgia, mas que já havia designado um outro médico, "tão bom quanto ele", para cuidar do caso.

O resultado da intervenção foi muito ruim. Eliana teve trombose nas duas pernas, foi transferida às pressas para o centro de terapia intensiva (CTI) e contraiu uma infecção gravíssima, multirresistente. Só depois de treze dias foi para o quarto. No vigésimo sétimo dia de internação, uma forte hemorragia associada à volta da infecção a levou novamente ao CTI, e ela entrou em coma profundo. Durante oito dias esteve desacordada. Os médicos chamaram a família para transmitir a má notícia. "Se ela sobreviver", disseram, "vai perder uma perna, talvez as duas, por causa da infecção generalizada".

Eliana permaneceu internada mais 117 dias. Foram feitas diversas cirurgias, como angioplastia e embolectomia. Escapou da amputação, mas perdeu as veias femoral e safena da perna esquerda, que foram usadas numa manobra cirúrgica para assegurar a irrigação sanguínea e salvar a outra perna. Além disso, perdeu o tendão do pé esquerdo. Ela vai carregar sequelas para o resto da vida. A dificuldade para ficar em pé atrapalhou seus planos de ser professora infantil. Sua revolta é por ter confiado na capacidade de profissionais que acabam "levando vantagem em cima do sofrimento das pessoas", conforme ela desabafou a parlamentares da CPI da Máfia das Próteses, na Câmara.

Em certos casos, como o de Eliana, as suspeitas de ação da máfia das próteses embolam com outras, de negligência no atendimento. Umas não têm necessariamente relação com as outras, e cabe às autoridades e à Justiça averiguar e julgar cada caso. Ainda assim, é importante registrar que, embora diferentes, é possível estabelecer uma relação de causa e efeito entre esses dois malfeitos. A esse respeito, o verbete "Health care fraud" da *Encyclopedia of white-collar and corporate crime* registra o seguinte:

> Diferenciar fraude de negligência é imperativo para compreender as fraudes na área da saúde. Fraude geralmente ocorre quando os indivíduos deliberadamente falseiam a verdade, apresentando intencionalmente afirmações falsas ou outros atos, conforme descrito. Um descuido ou um erro inadvertido não recaem nessa categoria de fraude. No entanto, um padrão consistente de descui-

dos ou erros e de atividades pode aumentar a probabilidade de imputação de fraude. [...] Fraude e abuso são semelhantes, exceto que, no caso do abuso, o investigador não é capaz de estabelecer que o ato foi cometido, consciente, deliberada e intencionalmente. O abuso é mais frequentemente definido em termos de atos que sejam incompatíveis com as boas práticas médicas ou de negócios, e pode ser uma prática não intencional que resulta direta ou indiretamente em uma remuneração mais elevada do prestador de cuidados de saúde[12].

Em meio ao drama de Eliana, um episódio chamou a atenção das equipes da Polícia Federal e do Ministério Público que investigavam denúncias de desvio de materiais pagos pelo SUS na Santa Casa de Montes Claros. Em contato com o médico, a paciente soube que, nas manobras feitas para salvá-la, foi preciso implantar um *stent* numa das artérias de sua perna. Nos relatórios clínicos apresentados ao SUS, no entanto, consta que foram três *stents*. A suspeita é a de que, se ela recebeu apenas um *stent*, os outros dois tenham ido parar no bolso de alguém.

---

[12] SALINGER, Lawrence M. (Ed.). *Encyclopedia of white-collar and corporate crime*. 2. ed.. Thousand Oaks (EUA): Sage Publications, 2013. p. 425. Tradução nossa.

Fraudes para enganar a Justiça

APRESENTAMOS AO LEITOR, na Introdução deste livro, o caso da sra. Wilma[13]. Nós a deixamos quando ela se dirigia à consulta com um ortopedista do Sistema Único de Saúde (SUS) e antecipamos que, sem saber, ela seria levada a conhecer um lado sinistro da assistência à saúde. Acreditamos que foi por pouco que sua história não teve final trágico. Graças à Justiça.

O ortopedista que atendeu a sra. Wilma naquela ocasião já foi mencionado em relato anterior, no caso do sr. Eraldo Fonseca. Trata-se do mesmo especialista em cirurgia da coluna vertebral. Quando foi consultá-lo, ela tinha 76 anos e vinha, desde os 71, frequentando as filas do SUS em busca de tratamento para sua coluna. A vida tinha se transformado em um tormento. Nem pegar numa vassoura e varrer a casa ela podia. Deve ter ficado esperançosa em livrar-se daquele sofrimento quando o médico lhe disse que o caso era de cirurgia e de implantes. Além de tudo, ele demonstrava ter pressa em resolver a situação, o que parecia ótimo. Ele queria realizar a cirurgia imediatamente, e sugeriu que ela entrasse com um processo na Justiça, para garantir a cobertura do SUS sem demora. Ela saiu do consultório com receitas, pedidos de exames e, também, o cartão do escritório da advogada que tratava de vários casos encaminhados pelo doutor.

---

[13] Os dados usados no relato do caso da sra. Wilma encontram-se em: (a) Máfia das próteses coloca vidas em risco com cirurgias desnecessárias. **Fantástico**. Rio de Janeiro: Rede Globo, 2015. Programa de TV; (b) COMISSÃO PARLAMENTAR DE INQUÉRITO – MÁFIA DAS ÓRTESES E PRÓTESES NO BRASIL. *Relatório final*. Brasília: Câmara dos Deputados, 15 jul. 2015. p. 176 e ss.

A sra. Wilma e seu marido foram até a advogada e ouviram um convincente "pode deixar comigo que eu resolvo a questão". Devem ter reagido como muitos pacientes que se deixam levar por argumentos de advogados de porta de hospital e creem que é só na marra que as coisas funcionam no SUS. É menos do que meia verdade. De fato, o SUS realiza, pelos caminhos normais, uma enormidade de procedimentos, incluindo cirurgias complexas. Mas os recursos são limitados e a demanda é grande. Daí formam-se as filas e, em torno delas, agem os "espertos", especializados em vender facilidades (veja a propósito, no capítulo "Falcatruas sem fronteiras", mais adiante neste livro, o tópico sobre propina no atendimento). Eles se aproveitam do desespero dos pacientes que receiam ficar esperando uma eternidade pelo atendimento; e, também, em muitos casos, da falta de consciência de pacientes que se dispõem a fazer qualquer coisa para furar a fila, mesmo quando não há urgência nem desespero. Esse é um dos campos onde supostamente atuam os malfeitores da máfia da saúde.

A sra. Wilma caiu nessa rede sem perceber e, para felicidade dela, o atalho proposto pelo médico e pela advogada não funcionou. A advogada fez o que estava acostumada a fazer: apoiada no diagnóstico do médico, montou um processo para solicitar que a Justiça ordenasse ao SUS a liberação imediata do procedimento. Mas, por uma combinação de motivos – a idade avançada da paciente e o valor muito elevado da cirurgia –, o juiz que recebeu a demanda desconfiou que houvesse alguma patranha. Pediu a um perito médico do Tribunal que analisasse o caso, e este concluiu que a cirurgia não deveria ser feita em nenhuma hipótese. A condição de saúde da paciente era precária e ela dificilmente sobreviveria à intervenção.

Mas, afinal, por que um médico faria isso? Por que indicaria uma cirurgia extremamente arriscada para uma paciente, dadas sua idade e condição física? Que espécie de gente era essa? Essas indagações, que podem ter povoado a cabeça da sra. Wilma, foram as mesmas que levaram a imprensa a investigar esse e outros casos. Ao analisar o processo de pedido de liminar, o repórter Giovani Grizotti teve sua atenção atraída para os orçamentos apresentados pela advogada. Levou a sua desconfiança a um perito em análise de documentos, e o laudo técnico indicou que os três orçamentos apresentados para a realização da cirurgia na sra. Wilma (dentre os quais o de menor valor, evidentemente, era o da clínica que a encaminhara) haviam sido produzidos e assinados pelo mesmo médico, o próprio profissional com quem se consultara. Em declaração ao repórter, o perito Oto Henrique Rodrigues foi peremptório: "Eu chego à conclusão de que isto aqui é uma fraude", disse.

> **O laudo técnico indicou que os três orçamentos apresentados para a realização da cirurgia haviam sido produzidos e assinados pelo mesmo médico.**

O repórter Giovani Grizotti ouviu do próprio suspeito que ele havia, sim, assinado o documento por outro médico; porém, com o devido consentimento daquele. Essa versão não foi corroborada pelo outro. Segundo a reportagem, o valor do material que seria utilizado na cirurgia era de 151 mil reais. Esse material seria fornecido pela empresa Intelimed, de Porto Alegre, que, de acordo com apuração da reportagem, pagava na ocasião comissões de até 20% a médicos que indicassem seus produtos.

O fato de a liminar solicitada pela advogada indicada pelo médico ter sido indeferida não foi obra do acaso. Nos tribunais do Rio Grande do Sul, uma luz amarela se acendera em relação a casos relacionados à saúde, conhecidos entre os juízes gaúchos como "processos de medicamento". O sinal de alerta surgira com uma história em quase tudo semelhante à da sra. Wilma. Apenas duas características a diferenciavam desta: o processo era contra um plano de saúde de autogestão (e não contra o SUS) e a inadequação do procedimento proposto pelo médico era ainda mais gritante.

O caso ocorreu em 2012, e a paciente era uma senhora de 82 anos[14]. Ela tinha em seu histórico uma cirurgia feita quatro anos antes para consertar uma fratura na coluna torácica, resultado de um tombo. Uma nova queda, em 2012, a deixou com três fraturas. Além disso, era portadora de osteoporose e de doença broncopulmonar obstrutiva crônica, e sequelas neurológicas definitivas comprometiam a motricidade dos membros inferiores. Esse conjunto compunha um quadro de saúde muito delicado, que desaconselhava uma intervenção traumática.

O médico que assistia àquela senhora, no entanto, aparentemente não se sensibilizou com seu estado de fragilidade. Ao contrário, fez uma indicação de cirurgia que, pelas suas contas, lhe permitiria dar uma "mordida" de 576 mil reais no plano de saúde Geap – uma empresa de autogestão, sem fins lucrativos, que presta assistência a servidores públicos federais. Para justificar os valores embutidos na conta, o médico propunha uma intervenção que consistiria em abrir o corpo da paciente em dois lugares: uma incisão nas costas, para fixar placas, parafusos e implantes na coluna vertebral; e, na frente, a abertura do tórax, para acessar a coluna torácica. A indicação chegou ao juiz na linguagem cifrada da medicina:

> [...] tratamento cirúrgico de fratura na coluna com fixação interna com parafusos canulados de T5 a S1 associados com reforço adicional de cimento ósseo injetados por estes implantes. Laminectomia descompressiva em L5 e osteotomia parcial em T8 e T12 para descompressão de efeito massa causado pelos fragmentos ósseos. Cifoplastia em L5 transpedicular bilateral. [...] tratamento cirúrgico de ressecção dos corpos vertebrais fraturados (T8 e T12) e inserção de Cage normal em T8 e Cage expansivo para reconstituir coluna anterior em T8 e T12. Acesso cirúrgico por meio de tóraco-freno-laparotomia esquerda a ser realizada por equipe de cirurgiões gerais[15].

---

[14] O relato do caso encontra-se no depoimento do desembargador Ney Wiedemann Neto à CPI da Máfia das Órteses e Próteses no Brasil. In: DEPARTAMENTO DE TAQUIGRAFIA, REVISÃO E REDAÇÃO. NÚCLEO DE REDAÇÃO FINAL EM COMISSÕES. CPI - Máfia das Órteses e Próteses no Brasil. Reunião n. 0608/15. Brasília: Câmara dos Deputados, 19 maio 2015. p. 18-24.

[15] Tribunal de Justiça do Rio Grande do Sul. Agravo de Instrumento AI 70051703668 RS. Inteiro Teor. | Desembargador Ney Wiedemann Neto (Relator), 13 dez. 2012.

Uma liminar já havia sido concedida para que o procedimento fosse realizado. Mas, inconformada, a operadora do plano de saúde decidiu reagir. Primeiro, pediu aos seus peritos que fizessem uma avaliação do estado clínico da paciente e da adequação do procedimento indicado. Em seguida, foi a mercado tomar preços para confrontá-los com o orçamento apresentado à Justiça. Depois, com essas informações em mãos, recorreu a uma instância superior para derrubar a liminar. O recurso foi parar nas mãos do desembargador Ney Wiedemann Neto, do Tribunal de Justiça do Rio Grande do Sul, a quem eram enviadas todas as "ações de medicamento" que envolvessem o setor de Saúde Suplementar.

> O que chamou a atenção, na contestação feita pela operadora, foi o laudo do perito indicando que a paciente não resistiria a uma cirurgia tão exagerada e tão invasiva.

Segundo o depoimento que o desembargador prestou na Câmara à CPI da Máfia das Órteses e Próteses no Brasil, menos do que a questão dos preços exorbitantes, o que lhe chamou a atenção, na contestação feita pela operadora, foi o laudo do perito indicando que a paciente não resistiria a uma cirurgia tão exagerada e tão invasiva.

Diante do impasse, o desembargador encaminhou o processo ao departamento médico do próprio Tribunal. Não foi necessário nem sequer fazer uma perícia física da paciente. Havia farto material de exames. Pediu, então, aos médicos do Tribunal que lhe dessem um parecer em no máximo 48 horas. A resposta dos peritos coincidiu com o laudo do plano de saúde: a cirurgia poria em risco a vida da paciente. Indicaram a possibilidade de cirurgias menos agressivas e ressaltaram, ainda, a existência de implantes muito mais baratos do que os orçados. O desembargador cassou a liminar e teve o cuidado de acompanhar o desdobramento do caso. Soube, então, que a paciente foi mais tarde submetida a uma cirurgia bem menos invasiva, colocou uma pequena prótese e se recuperou.

PARTE II
A MÁFIA DESMASCARADA

Corra que a imprensa vem aí

NA SEQUÊNCIA FINAL da reportagem de Giovani Grizotti sobre a máfia das próteses, exibida no dia 4 de janeiro de 2015[16], vê-se o gerente da empresa Orcimed, fabricante de próteses implantáveis, em animada conversa com alguém que imagina ser médico. Seu interlocutor, na verdade, é um repórter, e o gerente nem de longe suspeita de que suas revelações e sua imagem estão sendo gravadas por câmera e microfone ocultos.

O diálogo se passa durante um congresso médico realizado na cidade de Campinas, São Paulo. O gerente, encarregado do estande da empresa, estava ali em busca de oportunidades para se aproximar dos médicos, peças importantes para o negócio das próteses. Não se vai a uma loja para comprar próteses. Os médicos, em suas clínicas e hospitais, é que fazem a ponte entre os fabricantes e os pacientes, consumidores finais dos produtos. No contato com os médicos, no entanto, as empresas não se limitam a apregoar as qualidades de seus implantes. Vão além. Procuram atraí-los para um terreno movediço, onde a prática da medicina começa a se mesclar perigosamente com estímulos financeiros, pagos pelos fabricantes ou distribuidores para induzir o consumo de seus produtos.

Dito de forma direta, as empresas fabricantes e as distribuidoras de próteses e outros materiais cirúrgicos oferecem propina a médicos para que empurrem a mercadoria aos pacientes. O recebimento de propina, seja em forma de comissão, consul-

---

[16] Máfia das próteses coloca vidas em risco com cirurgias desnecessárias. **Fantástico**. Rio de Janeiro: Rede Globo, 2015. Programa de TV. Disponível em: <http://globoplay.globo.com/v/3871226/>. Acesso em: 16 set. 2016.

toria ou vantagens, é condenado pelo Código de Ética Médica, pois a prática da medicina deve se pautar pela busca dos melhores meios para a cura do paciente. Jamais deve ser ditada ou influenciada pelo desejo de obter vantagens financeiras ou por quaisquer outros motivos.

Receber propina por indicar produtos ou tratamentos é uma transgressão ética que transforma a medicina em comércio e propaga seus efeitos deletérios para todo o setor de saúde. Está na origem de uma epidemia de cirurgias e implantes desnecessários e tem alimentado uma indústria de ações judiciais, movidas com base em documentos fraudulentos, cujo propósito é obrigar o sistema público ou os planos de saúde a pagar valores superfaturados por essas cirurgias e implantes, entre outros golpes. Em alguns casos, o esquema de corrupção une fabricantes de materiais cirúrgicos, distribuidores, hospitais, médicos e gestores públicos na prática de delitos, como a manipulação de concorrências públicas e privadas para compra de próteses e outros dispositivos médicos.

> Receber propina é uma transgressão ética que transforma a medicina em comércio e propaga seus efeitos deletérios para todo o setor de saúde.

Foi com a intenção de flagrar empresas em seu *métier* de aliciar e corromper médicos que o repórter investigativo Giovani Grizotti se fez passar por um deles. Incógnito, circulando por vários congressos de especialidades clínicas, transformou-se em isca perfeita para atrair propostas indecorosas. A colheita, como se viu pelas reportagens, foi farta.

Na conversa com o gerente da Orcimed, o repórter ouviu uma vez mais a explicação sobre quanto a empresa paga ao médico pela "parceria", eufemismo cínico para propina: de 20% a 30% sobre o valor dos produtos indicados aos pacientes. Soube, também, que, para justificar os pagamentos e evitar problemas com a Receita Federal, a Orcimed estabeleceria com ele um contrato de consultoria. Um contrato fajuto, pois não haveria nenhuma prestação de serviço do médico para a empresa.

Em determinado momento da conversa, como se quisesse mostrar intimidade com o submundo do comércio de próteses, o gerente deixou escapar uma inconfidência:

– Ano que vem [2015] vai ser um ano... para esse mercado, importante.

– Por quê? – pergunta o repórter.

– Porque vai estourar tudo. Porque a gente sabe que a questão da Receita Federal... a Polícia Federal em cima. Ontem a gente teve informação que, provavelmente, em meados de janeiro, o "Fantástico" faça [sic] uma reportagem com duas especialidades, mostrando como funciona esse mercado.

Satisfeito com as informações que já tinha colhido, o repórter decidiu que chegara a hora de revelar ao gerente sua verdadeira identidade e entrevistá-lo oficialmente. "Vamos até ali, onde está o meu colega", ele diz. Quando chegam ao lugar onde o *cameraman* estava posicionado para gravar o flagrante, Grizotti declara:

– Nós somos do "Fantástico". O que você tem a dizer? Você paga propina para médico?

Pego de surpresa, o vendedor balbucia:

– Não... eu não. Jamais.

Então, à falta de ideia melhor, ele se põe a correr. O repórter e o câmera o perseguem.

– Por que você está correndo? A gente só quer uma explicação sua, por gentileza.

Não houve resposta, e ele continuou sua carreira até sair do alcance da câmera.

Um mercado bilionário

A LOUCA ESCAPADA do vendedor da Orcimed, vista por alguém que ligasse a tevê naquele momento, poderia ser confundida com cenas de alguma "pegadinha" de programa humorístico. Ela é mesmo cômica, pois a fuga é inútil. Ele corre para escapar do flagrante que já estava registrado. E corre como um pequeno meliante surpreendido por seguranças.

Ninguém se iluda, porém, com essa demonstração de amadorismo, nem acredite que esse é um negócio de gente miúda. Por trás de vendedores que, com maior ou menor cinismo, fazem o corpo a corpo com os médicos para aliciá-los com vantagens que violentam a prática da medicina, há um negócio bilionário, de dimensões planetárias.

As OPME fazem parte do mercado de dispositivos médicos. Na definição da Organização Mundial da Saúde (OMS), o dispositivo médico é "um artigo, instrumento, aparelho ou máquina usado para prevenir, diagnosticar ou tratar uma doença; ou para detectar, medir, restaurar, corrigir ou modificar a estrutura ou funcionamento do corpo por motivo de saúde"[17]. O segmento engloba todos os produtos médico-hospitalares, excluindo-se medicamentos, hemoderivados e vacinas. E fatura mais de 350 bilhões de dólares por ano em todo o mundo, segundo os dados de 2014 divulgados pela Aliança Brasileira da Indústria Inovadora em Saúde (ABIIS). Dentro desse bolo, a fatia correspondente ao mercado brasileiro de dispositivos seria de

---

[17] In: World Health Organization (WHO). Programmes. Medical devices – Definitions. Disponível em: <http://www.who.int/medical_devices/definitions/en/>. Acesso em: 19 set. 2016. Tradução nossa.

10 bilhões de dólares, sendo que, destes, cerca de 1,5 bilhão de dólares é a parte que corresponde às órteses e próteses[18].

As dez maiores companhias do setor respondem por 43% dos negócios em todo o mundo (**Infográfico 1**). Cerca de 80% das empresas são organizações de porte médio ou pequeno. E elas são numerosas. Nos Estados Unidos são 7 mil fabricantes. Na União Europeia, no mínimo 11 mil[19]. No Brasil são 4 mil, em sua imensa maioria de pequeno e médio porte. Sobre essa extensa cadeia produtiva instalada no Brasil, imperam as filiais de alguns dos principais grupos mundiais do setor (**Infográfico 2**).

Infográfico 1
Os 10 mais da indústria mundial de dispositivos médicos
(Receita global em US$ bilhões)

ESTADOS UNIDOS		HOLANDA	
01 $ 28.49	JOHNSON & JOHNSON Diagnósticos, cuidados cirúrgicos, cardiovascular e ortopédico	06 $ 13.18	PHILIPS HEALTHCARE Imagem
ALEMANHA		IRLANDA	
02 $ 18.42	SIEMENS HEALTHCARE Diagnóstico e imagem	07 $ 10.24	COVIDIEN Cuidados cirúrgicos
ESTADOS UNIDOS		ESTADOS UNIDOS	
03 $ 18.20	GE HEALTHCARE Imagem	08 $ 10.06	CARDINAL HEALTH Cuidados cirúrgicos
ESTADOS UNIDOS		ESTADOS UNIDOS	
04 $ 16.59	MEDTRONIC Cardiovascular, ortopédico	09 $ 10.01	ABBOTT LABS Diagnóstico e cardiovascular
ESTADOS UNIDOS		ESTADOS UNIDOS	
05 $ 15.26	BAXTER INTERNATIONAL Fluidos, sistemas de hemodiálise, cuidados cirúrgicos	10 $ 9.02	STRYKER Ortopédico

(Fonte: MARRONE, Patrícia Véras (Org.). Os 10 maiores fabricantes mundiais no setor de produtos de tecnologias médicas. In: *Saúde 4.0: Propostas para impulsionar o ciclo das inovações em Dispositivos Médicos (DMAs) no Brasil*. Brasília: ABIIS, 2015. p. 44.)

---

[18] MARRONE, Patrícia Véras (Org.). *Saúde 4.0: Propostas para impulsionar o ciclo das inovações em Dispositivos Médicos (DMAs) no Brasil*. Brasília: ABIIS, 2015.

[19] EUROPEAN COMMISSION. Directorate-General for Home Affairs. *Study on corruption in the healthcare sector*. Luxemburgo: Publications Office of the European Union, 2013. p. 35.

Infográfico 2
Grandes fabricantes de dispositivos médicos com instalações no Brasil

Empresa	Escritório local	Centro de serviço compartilhado e assistência técnica	Vendas, marketing e suporte	Manufatura	P&D em TM	Desenho, desenvolvimento e teste	Centro de educação e treinamento
JOHNSON & JOHNSON	✓	✓	✓	✓		✓	✓
SIEMENS HEALTHCARE	✓	✓	✓	✓	✓	✓	✓
PHILIPS HEALTHCARE	✓	✓	✓	✓	✓	✓	
ABBOTT LABS	✓	✓	✓	✓	✓		✓
STRYKER	✓	✓	✓				
BOSTON SCIENTIFIC	✓	✓	✓				✓
SMITH & NEPHEW	✓	✓	✓				✓

(Fonte: MARRONE, Patrícia Véras (Org.). Empresas de DMAs no Brasil: Indicadores de estratégia com foco crescente em projetos com presença local (2014). In: *Saúde 4.0*: Propostas para impulsionar o ciclo das inovações em Dispositivos Médicos (DMAs) no Brasil. Brasília: ABIIS, 2015. p. 57.)

A essa abundância de empresas em todo o mundo corresponde um mercado com demanda crescente e pródigo em oportunidades, aquecido pelo chamado fenômeno da "transição demográfica". De fato, a indústria de dispositivos médicos tem se beneficiado da maior longevidade da população, e, como essa tendência vai continuar ativa nos próximos anos, o futuro também é promissor. De acordo com a Organização das Nações Unidas (ONU), as pessoas com 60 anos representavam 8% da população mundial em 1950 e 11% em 2010; estima-se que chegarão a 17% em 2030 e a 22% em 2050 (**Infográfico 3**)[20]. Com o aumento da população de idosos, houve o crescimento do consumo de produtos de saúde, em especial aqueles destinados a tratar problemas cardiovasculares, ortopédicos e neurológicos, proporcionando um rico mercado para as empresas de OPME.

---

[20] CARNEIRO, Luiz Augusto F. *et al. Envelhecimento populacional e os desafios para o sistema de saúde brasileiro*. São Paulo: Instituto de Estudos de Saúde Suplementar, 2013. p. 9.

Infográfico 3

Presença dos idosos no Brasil e no Mundo – 1950 a 2010

(Pessoas com 65 anos ou mais, em relação à população de 15 a 64 anos – em %)

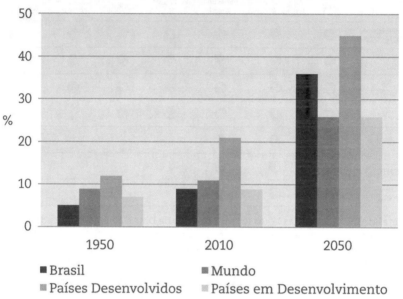

(Fonte: CARNEIRO, Luiz Augusto F. et al. Razão de dependência de idosos no Brasil e no mundo. In: *Envelhecimento populacional e os desafios para o sistema de saúde brasileiro*. São Paulo: Instituto de Estudos de Saúde Suplementar, 2013. p. 9.)

A área de dispositivos médicos caracteriza-se pelo grande volume e diversidade de produtos e pela incessante e acelerada incorporação de novas tecnologias. Essa dinâmica contribuiu para ampliar a oferta de tratamentos e de produtos. Popularizaram-se as cirurgias minimamente invasivas com utilização de equipamentos robotizados e *softwares* sofisticados. Houve um aperfeiçoamento espantoso na produção de próteses e nos procedimentos de implante. Robótica, nanotecnologia, biotecnologia, biomecatrônica, engenharia genética, biologia molecular e tecnologia da informação passaram a ser aplicadas ao desenvolvimento de medicamentos, dispositivos, equipamentos, instrumentos e procedimentos cirúrgicos. Grandes e pequenas empresas engajaram-se na corrida para ofertar produtos, e hoje calcula-se que sejam comercializados no mundo todo cerca de 500 mil variações de um total de 10 mil tipos de produtos em 90 categorias[21].

O *boom* de consumo e produção de dispositivos médicos trouxe alegria aos investidores. Ao recomendar investimentos no setor, o *site* Market Realist, especializado em análise de investimentos em empresas dos Estados Unidos, exibe com entusiasmo estatística da American Heart Association: em 2015, 85,6 milhões de norte-americanos sofriam de doenças cardiovasculares. Segundo o mesmo *site*, em 2013 foram realizados nos Estados Unidos 5,5 milhões de procedimentos utilizando dispositivos cardiovasculares – incluindo *stents*, cateteres, balões para angioplastia, marca-passos, válvulas e desfibriladores implantáveis –, gerando cerca de 3,8 bilhões de dólares de faturamento. O desempenho dos papéis desses fabricantes, medido pelo iShares U.S. Medical Devices ETF (IHI) – índice que acompanha as empresas do setor na Bolsa – tem gerado retornos de 10,5% desde que foi criado, em 2006, superando o índice S&P no mesmo período[22].

A área da ortopedia é outra mina de ouro. Ainda de acordo com as informações divulgadas no *site* Market Realist, esse é o segundo maior segmento no mercado norte-americano de dispositivos médicos. Obesidade, envelhecimento e lesões decorrentes da prática de esportes são atores que aquecem a demanda, incrementada pela oferta de procedimentos ambulatoriais e cirurgias minimamente invasivas. De acordo com a Transparency Market Research, empresa de inteligência de mercado, estima-se que esse segmento irá gerar 41,2 bilhões de dólares de receita em 2019, em todo o mundo. Os principais *players* nos Estados Unidos dominam mercados que podem ser identificados pelas partes do corpo. Zimmer Biomet lidera em dispositivos para joelho. Medtronic (MDT), em dispositivos ortopédicos

---

[21] MARRONE, Patrícia Véras (Org.). *Saúde 4.0*: Propostas para impulsionar o ciclo das inovações em Dispositivos Médicos (DMAs) no Brasil. Brasília: ABIIS, 2015. p. 43.

[22] COLLINS, Sarah. What investors should know about the US medical device industry. A must--read overview of the medical device industry. Market Realist, 19 nov. 2015. Disponível em: <http://marketrealist.com/2015/11/must-read-overview-medical-device-industry/>. Acesso em: 27 set. 2016.

para coluna. Stryker é a segunda maior em dispositivos de fixação para quadril. E a maior de todas, a Johnson & Johnson, através de sua divisão DePuy Synthes, é a líder em dispositivos para traumas ortopédicos[23].

Não há dúvida de que o desenvolvimento do mercado, com sua profusão de fabricantes e produtos, trouxe benefícios à saúde dos pacientes. Mas ele trouxe consigo alguns problemas sérios. O esforço para colocar mais e mais produtos no mercado e assegurar o retorno rápido dos investimentos descambou, muitas vezes, para práticas reprováveis, como as que vimos expostas pela imprensa e pelas investigações das autoridades: estratagemas para induzir a demanda, corrompendo médicos; manipulação da Justiça para forçar a cobertura das cirurgias; tentativas de impor o uso de produtos antes da devida aprovação pelas autoridades; opacidade e práticas anticoncorrenciais para elevar preços artificialmente em mercados mais vulneráveis à cartelização (como o brasileiro).

> O esforço para colocar mais e mais produtos no mercado e assegurar o retorno rápido dos investimentos descambou, muitas vezes, para práticas reprováveis.

Como destaca o Relatório do Grupo de Trabalho Interinstitucional sobre Órteses, Próteses e Materiais Especiais (GTI-OPME), criado pelo governo após as reportagens sobre a máfia das próteses, o fato de haver um grande número de empresas atuando no setor não se traduz em uma concorrência acirrada pelo mercado – o que, em última análise, favoreceria o consumidor. A especialização é tão grande que em diversos desses segmentos não há, de fato, concorrência.

---

[23] COLLINS, Sarah. What investors should know about the US medical device industry. A must-read overview of the medical device industry. Market Realist, 19 nov. 2015. Disponível em: <http://marketrealist.com/2015/11/must-read-overview-medical-device-industry/>. Acesso em: 27 set. 2016.

Uma estrutura assim organizada segmenta diversos mercados, podendo-se afirmar que em vários desses segmentos há estruturas não concorrenciais de mercado[24].

Dentre todos os países, os Estados Unidos são o que mais consome dispositivos médicos – cerca de 45% do que se produz no mundo, de acordo com as informações divulgadas no *site* Market Realist em novembro de 2015. O Brasil consome aproximadamente 10 bilhões de dólares em dispositivos, e faz parte do bloco de países emergentes que está no radar dos fabricantes internacionais – entre outros motivos porque, nos países desenvolvidos, o consumo tende a estacionar e a concorrência tem pressionado os preços para baixo.

Veja-se, a propósito, o comentário a seguir:

> De acordo com o US Census, o gasto em dispositivos médicos nos Estados Unidos manteve-se constante entre 2005 e 2015. Na última década, o índice de preços ao consumidor elevou-se 2,4% e o índice de gastos com saúde alcançou 3,6%. Todavia, os preços dos dispositivos médicos tiveram um crescimento anual de apenas 0,7%. Como sublinhado pelo National Health Expenditure, tal índice de crescimento nos gastos com dispositivos médicos e a relativa lentidão na taxa de elevação dos preços demonstram a natureza altamente competitiva da indústria aliada à constante pressão sobre os custos[25].

Em busca de alternativas mais rentáveis, o que a indústria mira nos mercados emergentes, entre outros atrativos, é a enorme demanda represada e, podemos concluir, a oportunidade de escapar da guerra de preços de seus mercados domésticos. Atualmente, no Brasil, os dispositivos médicos representam 2,3% dos gastos totais do país com saúde. Na Alemanha e no Japão, essa participação é de 6% (**Infográfico 4**). Há, portanto, muito terreno a ser ocupado, e os fabricantes levam isso em conta ao formular suas estratégias.

---

[24] GRUPO DE TRABALHO INTERINSTITUCIONAL SOBRE ÓRTESES, PRÓTESES E MATERIAIS ESPECIAIS (GTI-OPME). *Relatório final.* Brasília: jul. 2015. p. 32.

[25] COLLINS, Sarah. What investors should know about the US medical device industry. A must-read overview of the medical device industry. Market Realist, 19 nov. 2015. Disponível em: <http://marketrealist.com/2015/11/must-read-overview-medical-device-industry/>. Acesso em: 27 set. 2016. Tradução nossa.

Infográfico 4

Gastos com dispositivos médicos em relação aos gastos totais com saúde – 2013

	Porcentagem dos gastos com dispositivos médicos nos gastos totais com saúde		Porcentagem dos gastos com dispositivos médicos nos gastos totais com saúde
ALEMANHA	6,49%	ESTADOS UNIDOS	4,31%
JAPÃO	6,13%	ESPANHA	3,8%
COREIA DO SUL	5,73%	CANADÁ	3,51%
SUÍÇA	4,79%	AUSTRÁLIA	6,49%
BÉLGICA	4,61%	GRÉCIA	3,23%
FRANÇA	4,60%	BRASIL	2,35%
REINO UNIDO	4,41%		

(Fonte: MARRONE, Patrícia Véras (Org.). Gastos com dispositivos médicos como porcentagem do gasto total com saúde em países selecionados – 2013. In: *Saúde 4.0*: Propostas para impulsionar o ciclo das inovações em Dispositivos Médicos (DMAs) no Brasil. Brasília: ABIIS, 2015. p. 47.)

Segundo dados de 2014 da United States International Trade Commission (USITC), publicados no *site* Market Realist (nov. 2015), mais da metade de toda a produção de dispositivos no mundo é destinada à exportação – cerca de 177 bilhões de dólares anuais. Os principais exportadores são Estados Unidos (23%), Alemanha (13%), Holanda (9%), China (5%), Suíça (5%) e Bélgica (5%).

O Brasil importa cerca de 60% dos dispositivos que consome – em 2013, essa importação somou 6 bilhões de dólares. No segmento de OPME, o percentual de importação é de 46%. Em

2014, cerca de 28% do que importamos veio dos Estados Unidos, nosso principal fornecedor (**Infográfico 5**).

Infográfico 5
Origem dos dispositivos médicos importados pelo Brasil

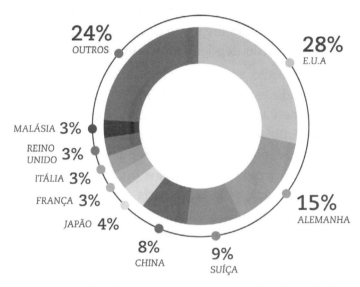

(Fonte: MARRONE, Patrícia Véras (Org.). Principais países de origem das importações brasileiras de dispositivos médicos (DMAs) – 2014. In: *Saúde 4.0*: Propostas para impulsionar o ciclo das inovações em Dispositivos Médicos (DMAs) no Brasil. Brasília: ABIIS, 2015. p. 46.)

Os maiores fabricantes de dispositivos apostam nos mercados emergentes e, não por acaso, a norte-americana Medtronic anota em seu relatório anual de 2015 que uma das três megatendências do setor é o "crescimento da demanda por saúde nos países em desenvolvimento". Desse pressuposto ela deriva a sua estratégia de investir na globalização dos negócios: "Expandir em segmentos de valor global, otimizar vendas e canais de distribuição, e desenvolver modelos de negócios inovadores"[26].

---

[26] Medtronic Corporate Reports: Further, together – 2015 – Integrated performance report. p. 25. Disponível em: <http://www.medtronic.com/content/dam/Medtronic/US/Citizenship/mdt_2015_integrated_report.pdf>. Acesso em: 28 set. 2016.

Empresas que produzem bens de consumo como carros, eletroeletrônicos ou dispositivos médicos sabem que as vendas sobem ou descem conforme varia a renda da população. A regra é válida também para o setor da saúde, mas há um porém: é o fato de que parte expressiva do consumo é bancada ou subsidiada pelo Estado, o que faz toda a diferença no desenho de modelos e estratégias de negócios. O Estado é o grande comprador e, se a empresa que produz dispositivos souber tirar proveito disso com seus "modelos de negócios inovadores", pode se dar bem.

Há outra questão a ser considerada. No setor de produtos médicos, o Estado exerce com mais intensidade o seu papel de regulador do mercado, ditando as regras sobre o que pode ou não ser comercializado. Em sua estratégia para chegar até o consumidor, os fabricantes precisam vencer as barreiras representadas pela legislação, pela Justiça, pelos órgãos reguladores, pelas agências de vigilância, pela burocracia e por outros fatores que possam afetar a demanda. Essa é a razão para a enorme pressão – capitaneada pelas grandes corporações multinacionais – que se forma sobre as diversas instâncias do poder. Enquanto se desenrola essa batalha, ao rés do mercado os vendedores continuam sua labuta para cruzar a ponte que leva as próteses aos consumidores finais. No meio desse caminho está o médico.

A pressão dos interesses econômicos, que envolvem bilhões de dólares, estimula o espírito empreendedor do capitalismo. Isso é bom para o progresso do setor de saúde, mas, ao mesmo tempo, desperta forças incivilizadas que não hesitam em corromper praticantes da medicina para realizar negócios. Cabe à sociedade e ao Estado colocar regras e agir para tirar partido do lado bom das forças do mercado e impedir que dinâmicas viciosas se expandam.

Falcatruas sem fronteiras

AS FALCATRUAS na área da saúde se assemelham, qualquer que seja a língua usada para praticá-las.

Em 2010, os repórteres John Carreyrou e Tom McGinty, do *The Wall Street Journal*, debruçaram-se sobre dados de pagamentos realizados pelo Medicare, programa de assistência à saúde mantido pelo governo dos Estados Unidos, equivalente ao nosso SUS[27]. Entre outros carunchos, descobriram que o estado do Kentucky não se distinguia apenas pelas corridas de cavalo ou por ser a terra natal da rede de *fast-food* Kentucky Fried Chicken. Graças à imensa atividade de um centro médico pouco conhecido, o Norton Hospital, de Louisville, o estado estava entre os maiores realizadores de cirurgias de fusão vertebral do país. O hospital fora responsável, entre 2004 e 2008, por mais de um terço desses procedimentos realizados nos Estados Unidos.

Carreyrou e McGinty cruzaram essa informação com dados obtidos em outra frente das investigações, e encontraram uma pista para desvendar o "fenômeno": cinco cirurgiões do corpo clínico do Norton encabeçavam a lista dos principais beneficiários de pagamentos feitos pela gigante Medtronic Inc., líder no mercado de dispositivos para implantes de coluna. Nos primeiros nove meses de 2010, o quinteto havia embolsado, em conjunto, 7 milhões de dólares em comissões pagas pela Medtronic.

Explicações de praxe foram dadas pelos envolvidos. Empresa e médicos alegaram que os pagamentos eram *royalties* por serviços de consultoria no desenvolvimento de produtos. Não

---

[27] CARREYROU, John; MCGINTY, Tom. Top spine surgeons reap royalties, Medicare bounty. *The Wall Street Journal*, Nova York, 20 dez. 2010.

mataram a cobra nem mostraram a cobra morta. Não conseguiram indicar por quais produtos e contribuições aqueles médicos tinham sido remunerados – não havia nenhum comprovante de propriedade intelectual ou patente em que figurasse o nome deles. E as suspeitas de que se tratava de coisa errada foram reforçadas por depoimentos de testemunhas à Justiça, confirmando que aquelas remunerações, "comuns em cirurgias ortopédicas, correspondiam a pagamento de propinas por vendas de dispositivos médicos". Testemunhas também destacaram que "o uso exagerado de material cirúrgico, desde *stents* para o coração até próteses de bacia, eram o fator que mais contribuía para a disparada dos gastos do Medicare".

 Depoimentos de testemunhas à Justiça confirmaram que aquelas remunerações, 'comuns em cirurgias ortopédicas, correspondiam a pagamento de propinas por vendas de dispositivos médicos'.

A fusão vertebral para corrigir problemas de coluna – que tem seus adeptos no Brasil e lá fora – é controversa entre os especialistas. Há os que defendem o procedimento como uma panaceia. Os mais conservadores preferem reservar esse tipo de intervenção para casos de trauma severo na coluna, e o contraindicam nos casos mais comuns, em que o desgaste das articulações é geralmente provocado pela idade (ou seja, o problema é crônico-degenerativo). Para estas situações, que são de longe as mais numerosas entre os pacientes, indicam fisioterapias ou intervenções menos agressivas.

Os defensores da fusão vertebral, no entanto, indicam a cirurgia em lugar de tratamentos ou intervenções mais "leves". Concorre para tanto o fato de que, no curto prazo, a cirurgia é mais rentável do que a fisioterapia para o médico e para o hospital. Pior para o paciente, portanto. Segundo Charles Rosen, cirurgião da coluna da Faculdade de Medicina Irvine, da Universidade da Califórnia, e um dos criadores da Association for

Medical Ethics (que combate "conflitos de interesses" em casos de cirurgias da coluna), "pode-se facilmente implantar 30 mil dólares de material em um paciente durante uma cirurgia de fusão vertebral".

O valor das propinas aumenta nas intervenções mais complexas, pois estas consomem mais material, têm maior duração e, evidentemente, propiciam ganhos maiores aos fabricantes e aos prestadores de serviço. Segundo apuraram os repórteres do *Wall Street Journal* à época, em intervenções de alta complexidade um médico chegava a embolsar 12 mil dólares, e essa possibilidade de incrementar a renda certamente contribuiu para que o número de procedimentos aumentasse 15 vezes, de 2002 a 2007, entre os beneficiários do programa Medicare. Entre 1997 e 2008, os gastos com cirurgias de fusão vertebral em pacientes do Medicare aumentaram 400%, descontada a inflação (foram de 343 milhões para 2,24 bilhões de dólares).

> O valor das propinas aumenta nas intervenções mais complexas, pois estas consomem mais material, têm maior duração e, evidentemente, propiciam ganhos maiores aos fabricantes e aos prestadores de serviço.

A onda de fusões vertebrais, turbinada pela indústria de dispositivos médicos, deixou sequelas. Estudos publicados pelo jornal da Associação Médica Americana, em abril de 2010, concluíram que pacientes submetidos a fusões vertebrais complexas eram três vezes mais propensos a ter complicações do que aqueles submetidos a procedimentos de descompressão, menos invasivos. Também de acordo com a reportagem do *Wall Street Journal*, outro estudo, publicado pelo *The Spine Journal* (publicação mensal da North American Spine Society), mostrou que 27% dos pacientes submetidos à fusão vertebral tinham menor probabilidade de retornar ao trabalho no período de dois anos após a cirurgia comparados àqueles que, em condições semelhantes, não foram operados. Além disso, 27% deles tiveram de passar por nova cirurgia.

A taxa de sequelas permanentes foi mais de cinco vezes maior (em pacientes que se submeteram à fusão vertebral) do que as observadas em pacientes cujas vértebras não foram fundidas, e o consumo diário de fortes analgésicos à base de narcóticos aumentou 41% após a cirurgia.

Desde que essa contaminação da medicina por interesses comerciais começou a ser denunciada nos Estados Unidos, aumentou a pressão para que empresas e médicos levassem a conhecimento público quanto dinheiro estava envolvido na história. Em 2007, cinco fabricantes de dispositivos médicos foram processados e condenados a pagar 311 milhões de dólares em indenizações. Além disso, comprometeram-se a tornar pública a contabilidade das propinas pagas a médicos que utilizaram seus produtos em cirurgias de joelho e quadril.

As associações médicas também foram colocadas na parede. A North American Spine Society convidou seus associados a abrir as contas pessoais e revelar quanto receberam de fabricantes de dispositivos para coluna. Um grande número de médicos admitiu ter recebido centenas de milhares de dólares. Outros confessaram que, além das propinas, tinham participação no capital dessas empresas. Ou seja, ganhavam diretamente pelos produtos que prescreviam e ganhavam com o melhor desempenho econômico da empresa. De acordo com a reportagem publicada no *Wall Street Journal*, um único cirurgião admitiu ter recebido, de três fabricantes de dispositivos para coluna, entre 400 mil e 1,3 milhão de dólares em *royalties*, consultoria e outros pagamentos. Era o cirurgião de coluna mais rápido do Meio-Oeste americano, com 276 cirurgias de fusão vertebral em pacientes do Medicare no ano de 2008.

> A North American Spine Society convidou seus associados a revelar quanto receberam de fabricantes de dispositivos para coluna. Um grande número de médicos admitiu ter recebido centenas de milhares de dólares.

No Brasil, diga-se, também temos cirurgiões com marcas olímpicas. Um deles, mencionado num depoimento apresentado à CPI da Máfia das Órteses e Próteses no Brasil, tinha mais de 40 cirurgias agendadas para um único mês[28]!

Outro médico citado na reportagem do *Wall Street Journal* confessou ter recebido entre 415 mil e 2 milhões de dólares em *royalties* de seis fabricantes em 2009, além de algo entre 165 mil e 666 mil dólares em comissões por consultoria de nove empresas. Além de ganhar essa bolada, ele tinha ações de dezenas de empresas fabricantes de dispositivos. A conclusão da reportagem nos ajuda a entender a importância do trabalho de cooptação dos médicos por meio de propinas:

> Cultivar boas relações com cirurgiões como o dr. Vaccaro é valioso para os fabricantes de dispositivos médicos, pois geralmente eles realizam mais de 100 cirurgias de fusão vertebral por ano e utilizam milhares de dólares em dispositivos implantáveis em cada cirurgia. Eles também podem influenciar a prática clínica de seus pares por meio de palestras em conferências médicas ou escrevendo artigos sobre pesquisas em publicações médicas.

A prática da corrupção no setor de saúde não tem fronteiras. É um problema que afeta países ricos e pobres. É o que revela extenso levantamento sobre o assunto feito pela Direção-Geral de Assuntos Internos da Comissão Europeia, publicado em 2013 com o título "Estudo sobre corrupção no setor de assistência à saúde"[29]. Com a chancela desse órgão executivo da União Europeia, representantes da rede Ecorys (empresa de pesquisa e consultoria com atuação no continente europeu) levantaram casos, entrevistaram especialistas de 28 países e constataram que membros da União Europeia estavam unidos também pela corrupção na saúde. Com algumas variações cosméticas, a forma de atuar dos

---

[28] Em depoimento feito à CPI da Câmara dos Deputados, o médico Alberto Kaemmerer relatou que em uma auditoria, quando era diretor do hospital Mãe de Deus, em Porto Alegre, constatou-se que um dos médicos investigados tinha 43 cirurgias de coluna marcadas para um único mês em hospitais da região. In: COMISSÃO PARLAMENTAR DE INQUÉRITO – MÁFIA DAS ÓRTESES E PRÓTESES NO BRASIL. *Relatório final*. Brasília: Câmara dos Deputados, 15 jul. 2015. p. 84.

[29] EUROPEAN COMMISSION. Directorate-General for Home Affairs. *Study on corruption in the healthcare sector*. Luxemburgo: Publications Office of the European Union, 2013.

meliantes é semelhante, na essência, à da máfia das próteses no Brasil. Alguns dos nomes envolvidos também nos são familiares.

O estudo patrocinado pela Comissão Europeia teve como foco alguns tipos de corrupção. Não teve a pretensão de esgotar o assunto, mas a amostra é significativa e sua análise pode contribuir para a compreensão do fenômeno no Brasil, bem como para a formulação de uma estratégia de combate à máfia das próteses e à corrupção na saúde de maneira geral. Por essa razão, voltaremos a esse documento em capítulos subsequentes para mencionar as suas propostas de ação. Por ora, vamos nos fixar nos casos de corrupção levantados pelo estudo, os quais foram agrupados de acordo com a seguinte tipificação:

- Propinas no serviço de atendimento
- Corrupção em processos de compra (*procurement*)
- Relações de *marketing* impróprias
- Tráfico de influência ou mau uso do poder
- Ressarcimentos indevidos
- Fraudes e desvios de medicamentos e dispositivos

Ao todo, foram analisados 86 casos de corrupção, e nenhum dos Estados membros da União Europeia se safou. Foram 17 casos de propina nos serviços de atendimento, em sua maioria casos de médicos exigindo pagamentos indevidos dos pacientes; 24 de corrupção, relacionados ao mercado de dispositivos médicos, incluindo próteses, com predominância de casos de fabricantes que pagam propinas para dirigir os processos de compra ou para induzir médicos a utilizarem seus produtos mesmo quando desnecessários ou, ainda, para promover o uso de produtos não aprovados pelas autoridades; 33 casos envolvem o mercado de produtos farmacêuticos e são semelhantes aos do setor de dispositivos médicos – pagamento de propinas por empresas para subverter processos de compra e relacionamentos impróprios com médicos para induzir a demanda dos medicamentos, além de casos de desvios de materiais e fraudes, cometidos por médicos e funcionários de serviços de assistência; 3 casos dizem respeito especificamente a tráfico de influência de empresas privadas na administração pública, e 9 outros não se enquadraram na classificação original proposta pelos autores do estudo: irregularidades em patrocínios de programas de saúde; apropriação privada de recursos de pesquisas públicas; realização de procedimentos não autorizados, para favorecer fabricantes, entre outras falcatruas. Os autores alertam para uma fragilidade do estudo, que não conseguiu levantar casos em áreas importantes e possivelmente corrompidas, como a de registro e autorização para comercialização de produtos de saúde. Atribuem essa falha às dificuldades de seus pesquisadores em transitar por temas que, por sua natureza técnica complexa, poucos dominam.

Propina no atendimento

São os casos do médico que cobra por fora ou do paciente que paga para furar a fila. O relatório chama a atenção para o fato de que a propina ou "pagamento informal" nem sempre é percebida como corrupção. Como exemplo, cita os países da Europa Central, do Leste Europeu e também Itália e Grécia, onde a prática é mais comum e está, normalmente, associada à escassez na oferta de serviços e a um baixo nível de investimento em saúde (inferior a 7% do Produto Nacional Bruto).

Mas os países mais desenvolvidos não estão vacinados contra essa moléstia. O espírito alemão foi abalado em 2012 por um caso que ficou conhecido como *Organspendeskandal* – o "escândalo do transplante de órgãos". Embora não diga respeito à máfia de próteses, é instrutivo conhecer a história, por mostrar que mesmo em uma sociedade de costumes rigorosos como a alemã pode ocorrer, nas entranhas de seu sistema de saúde, um esquema de práticas tão condenáveis. O caso foi assim sumarizado no relatório da Comissão Europeia[30]:

> Dois médicos seniores em Leipzig foram suspensos depois que uma investigação demonstrou que eles haviam manipulado regis-

---

[30] EUROPEAN COMMISSION. Directorate-General for Home Affairs. *Study on corruption in the health care sector*. Luxemburgo: Publications Office of the European Union, 2013. p. 152. Tradução nossa.

tros para passar 38 pacientes com doenças do fígado para a frente na lista de espera de transplante de órgãos. Não se pode descartar que, em troca, "o dinheiro tenha mudado de mãos". O chefe da clínica bem como os dois médicos seniores haviam sido afastados enquanto a instituição realizava uma investigação interna. Foi aberta uma investigação preliminar por promotores públicos.

Esse caso foi decorrência de revelações, feitas em 2012, de que outros hospitais alemães estavam envolvidos em práticas duvidosas relacionadas a transplantes de órgãos, tais como os hospitais universitários Göttingen e Regensburg, que haviam sido acusados de falsificar registros médicos em cerca de 50 casos para passar pacientes para a frente na lista de espera chamada *Eurotransplant*. Segundo o jornal *Der Spiegel*, o número de irregularidades é muito maior do que se supunha inicialmente. Os números variam entre os hospitais: no centro de transplante de Göttingen foram descobertas irregularidades em pelo menos 60 casos. Em Leipzig, não foram encontradas justificativas para 38 casos de diálise. Em Munique, foram descobertas cerca de 30 violações contra as orientações para transplantes de fígado entre 2007 e 2012.

 O espírito alemão foi abalado em 2012 por um caso que ficou conhecido como *Organspendeskandal* – o 'escândalo do transplante de órgãos'.

No Brasil, as denúncias sobre a máfia das próteses trouxeram a público situações que se enquadram nesse tipo de corrupção. Alegando que o SUS reembolsava o custo de apenas um *stent* em uma cirurgia cardíaca, um médico pressionou os familiares de um paciente – o sr. Antônio Carlos Teixeira, como vimos em capítulo anterior – a pagarem por fora por mais três *stents*. Em casos desse tipo, o paciente pode estar sendo extorquido ou enganado.

Caso recentemente denunciado pelo jornal *Diário de S. Paulo*, envolvendo o Hospital das Clínicas da Faculdade de Medicina da Universidade de São Paulo, mostra situações em que os pacientes se dispõem a pagar propina para melhorar sua posição na fila de atendimento. A denúncia foi fruto de uma reportagem investigativa dos repórteres Lucilene Oliveira, Amanda Gomes e Almeida Rocha[31].

> Furar uma fila que pode demorar anos e anos para chegar a sua vez. Ser atendido por um médico especialista no maior complexo hospitalar da América Latina e um dos mais conceituados hospitais públicos do país, o Hospital das Clínicas de São Paulo. Ter acesso a cirurgias, exames caros e até medicamentos. Tudo isso é possível pagando propina para um grupo de funcionários do hospital.

A rede de corrupção desbaratada pelos repórteres começava por um funcionário da manutenção do hospital, responsável por recolher a propina. Em troca de R$ 380, a repórter obteve uma carteirinha de matrícula como paciente do HC e o direito de ser conduzida pelo funcionário até a porta do consultório do neurologista, que a atendeu de imediato. Não foi possível provar se o médico que se mostrou conivente recebia parte da propina.

> A reportagem comprovou que com o "jeitinho brasileiro", como a corrupção é definida pelo funcionário, é possível conseguir, além da consulta, exames de tomografia ou até mesmo ressonância magnética, procedimento em que a fila para pacientes considerados eletivos (não urgentes) chega a ser de um ano na rede pública. Cada expediente tem um preço.

Algumas semanas depois, outro esquema de corrupção no mesmo Hospital das Clínicas foi escancarado por ação da Polícia Federal e do Ministério Público, numa operação denominada "Dopamina". Maior e mais complexo, esse esquema vinha de longa data. Como a ação se concentrava nos processos de compra de equipamentos, vamos tratar desse caso no próximo tópico, dedicado a outros tipos de malfeitos.

O estudo da Comissão Europeia indica que, para combater a cultura de pagamento ou solicitação de propinas em casos de corrupção no atendimento, é preciso fazer mudanças profundas no sistema. A começar pelo incremento dos investimentos em

---

[31] OLIVEIRA, Lucilene; GOMES, Amanda; ROCHA, Almeida. Pagando propina, o paciente "fura fila" no HC. *Diário de S. Paulo*, 8 jun. 2016. Disponível em: <http://www.diariosp.com.br/noticia/detalhe/92884/pagando-propina-o-paciente-fura-fila-no-hc>. Acesso em: 30 set. 2016.

saúde, para aumentar a oferta de serviços e reduzir, assim, tanto a possibilidade de médicos venderem facilidades como a predisposição dos pacientes em pagar por elas.

De grande importância são as ações moralizadoras adotadas pela comunidade médica. Na Eslováquia, por exemplo, médicos aderiram a um movimento em que se posicionavam publicamente contra o recebimento de propinas ou comissões. Na outra ponta, as associações de defesa dos pacientes ou dos consumidores também poderiam exercer pressão para que se ponha fim à cultura da propina e do jeitinho. O estudo da Comissão Europeia cita, como exemplo, a experiência grega com a criação da organização Edosa Fakelaki, que mantém uma plataforma na Web com a seguinte chamada: "Convidamos você a compartilhar anonimamente conosco casos em que tenha pago, resistido a receber, denunciado ou aceitado propina (ou suborno)". Ações como essa, defende o estudo, contribuem para reduzir a tolerância em relação às propinas.

Corrupção em processos de compra (*procurement*)

Os autores do estudo da Comissão Europeia calculam que entre 10% e 25% dos gastos públicos com compras para o setor de saúde se perdem devido à corrupção. Para eles, essa é uma modalidade de corrupção mais complexa por contar com a participação de companhias, seja para corromper autoridades, seja para combinar preços com empresas supostamente concorrentes.

 Os autores do estudo da Comissão Europeia calculam que entre 10% e 25% dos gastos públicos com compras para o setor de saúde se perdem devido à corrupção.

A ação corruptora tem início, em alguns casos, muito antes, num estágio inicial do processo de *procurement*, com o uso do que eles denominam "propinas intangíveis" destinadas a criar um ambiente propício ao favorecimento futuro nos negócios.

As propinas intangíveis podem ser pagas na forma de patrocínios, como doação de equipamentos e de instalações para treinamento ou pesquisa. O objetivo, de acordo com o estudo, é conseguir fazer com que "as especificações ou as propostas sejam direcionadas a um fornecedor preferido".

A semelhança dos casos de corrupção selecionados pelo estudo da Comissão Europeia com o modo de operar da máfia das próteses no Brasil é significativa, como se pode constatar pelos relatos.

O caso da Smith & Nephew, na Grécia, relatado a seguir, é em tudo parecido com casos de empresas que pagam comissões a médicos pelo uso de suas próteses. Quando a tramoia foi denunciada, a empresa alegou em sua defesa que os concorrentes pagavam propinas ainda maiores. A desculpa não sensibilizou a Securities and Exchange Commission (SEC – Comissão de Valores Mobiliários), órgão responsável por regular o mercado de ações nos Estados Unidos, que lhe aplicou uma multa por violar, por mais de uma década, o Foreign Corrupt Practices Act, lei federal norte-americana que visa combater a corrupção em diferentes países.

> A má conduta começou em 1997, quando subsidiárias da Smith & Nephew desenvolveram um esquema para pagar propina a médicos gregos por meio de um labirinto de empresas e subsidiárias em outros países, incluindo Estados Unidos e Alemanha. As acusações alegavam que a Smith & Nephew havia gasto mais de 9 milhões de dólares americanos, de 1998 a 2008, para convencer os cirurgiões gregos a usarem seus quadris e joelhos artificiais. O distribuidor grego da Smith & Nephew justificou o esquema de suborno dizendo que os concorrentes estavam pagando valores ainda mais elevados naquele momento. Em fevereiro de 2012, a subsidiária americana da Smith & Nephew concordou em pagar mais de 22 milhões de dólares (à época, cerca de 17 milhões de euros) à SEC e ao Departamento de Justiça. O presidente executivo da Smith & Nephew comentou: "Estas questões herdadas não refletem a Smith & Nephew hoje. Mas ressaltam que devemos permanecer vigilantes em todos os lugares onde fazemos negócios e não permitir que nada comprometa o nosso compromisso com a integridade".

O conjunto de irregularidades cometidas pela Johnson & Johnson na Polônia, além das praticadas na Grécia e na Romênia, é um pequeno *vade mecum* da maracutaia. A empresa pagava propina para funcionários de hospitais em todos os níveis: encarregados de compras, enfermeiras, parteiras, encarregados de centros cirúrgicos, médicos, professores, chefes e diretores. O esquema de corrupção, segundo o relatório da Comissão Europeia, funcionou de 2001 a 2006 em cerca de 100 hospitais, e as acusações atingiram 110 pessoas, entre funcionários da J&J e do sistema de assistência à saúde.

> As propinas foram encobertas como prestação fictícia de serviços realizados por médicos [na Polônia] aos funcionários da J&J (como treinamentos, simpósios e consultas superfaturadas). Essas propinas não foram pagas em dinheiro vivo. Em troca, os médicos incentivavam outros médicos a adquirir equipamentos da J&J, e tentavam qualificar o maior número de pacientes para serem submetidos aos procedimentos que levariam à venda dos equipamentos médicos da J&J. Além dessas atividades, a J&J patrocinava viagens de médicos para participar de simpósios e treinamentos. Muitos médicos afirmam que não poderiam realizar treinamentos se não fosse o apoio financeiro de empresas como a J&J, uma vez que o sistema de saúde polonês é subfinanciado e não investe para melhorar a qualificação dos profissionais. Adicionalmente, foram encontradas inconsistências nos orçamentos. Além disso, um ex-vice-ministro foi acusado de aceitar suborno da J&J enquanto era deputado em Skarzysko-Kamienna. Ele foi acusado de definir licitações para aquisição de suprimentos médicos em favor da empresa. Este caso foi julgado e comprovado. Descobriu-se que a J&J também era culpada de práticas de corrupção em outros países.

> " O conjunto de irregularidades cometidas pela Johnson & Johnson na Polônia, além das praticadas na Grécia e na Romênia, é um pequeno *vade mecum* da maracutaia. "

Na Holanda, o programa de televisão "KRO Reporter" apresentou, em 25 de maio de 2012, o resultado de uma investigação sobre cirurgias de quadril nas quais era utilizado um tipo de prótese (metal-metal) que havia sido condenado pelas autoridades de saúde, por não ser seguro. Fabricantes desse produto pagavam propina a um grande número de cirurgiões ortopedistas sob a forma de contratos de consultoria, criando uma situação de evidente conflito de interesses. A investigação foi realizada em 95 hospitais, e descobriu-se que os implantes continuavam sendo usados, e mais do que nunca.

> Verificou-se que vários hospitais continuavam a implantar os dispositivos, a despeito das preocupações que existiam quanto à segurança. As primeiras preocupações haviam sido manifestadas em 2007, mas muitos hospitais continuaram implantando esses dispositivos médicos; no início de 2012, o único hospital que ainda usava os implantes também deixou de usá-los. Ao longo dos anos, na Holanda, cerca de 10 mil dessas próteses haviam sido implantadas.
>
> [...] Considerando o escopo do estudo sobre corrupção na área da saúde, o aspecto importante deste caso não é a responsabilidade dos fornecedores por defeitos nos dispositivos, mas sim a alegação de que os cirurgiões ortopedistas têm um conflito de interesses por conta de contratos de consultoria. O presidente da Associação Holandesa de Ortopedia afirmou que cerca de 55 cirurgiões ortopedistas no país tinham um contrato desse tipo naquele momento. Ele explicou que os cirurgiões ortopedistas com um contrato de consultoria podem ser convidados a dar palestras e a participar de pesquisas científicas e de desenvolvimento de projetos inovadores patrocinados pela indústria. Argumenta-se que, devido a esses contratos, os cirurgiões têm interesse comercial na venda de tais próteses e, portanto, escolhem implantá-las para obter ganho pessoal. Os pacientes não têm conhecimento desses vínculos entre o seu cirurgião e a indústria. Os cirurgiões ortopedistas afirmam que tais contratos não influenciam suas decisões de tratamento. Este caso, mais uma vez, inflamou a discussão sobre a necessidade de maior transparência nos vínculos entre médicos e a indústria.

Desde então, os alertas sobre as próteses de metal-metal continuam se repetindo. Em uma nota, em outubro de 2015, a

Food and Drug Administration (FDA, autoridade sanitária nos Estados Unidos) informa que, de maneira geral, todos os implantes artificiais de quadril apresentam certos riscos. Porém os produtos de metal-metal apresentam riscos muito maiores.

> Nos implantes de quadril do tipo metal-metal, a esfera e o receptáculo de metal atritam entre si durante uma caminhada ou corrida. Pode também ocorrer liberação de metal de outras partes onde dois componentes se conectam. Em razão disso, pequenas partículas metálicas podem migrar do dispositivo para o espaço em torno do implante. Também podem ocorrer desgaste e corrosão na conexão entre a esfera de metal e o afunilamento da haste. Alguns íons metálicos (como cobalto e cromo) do implante ou dessas partículas podem atingir a corrente sanguínea[32].

Conforme mostra o estudo da Comissão Europeia, é parte da rotina dos escândalos na área de saúde ver nomes de grandes empresas envolvidos em episódios nada edificantes. A Pfizer foi acusada de pagar propinas a altas autoridades governamentais para que seus medicamentos constassem das listas do serviço croata de assistência à saúde.

> A acusação da Corte dos EUA, parágrafo 30, afirmou que, ao menos de 1997 até o fim de 2004, a Pfizer da Croácia (na verdade, chamada naquele país de Pharmacia Croatia, que foi comprada pela Pfizer) realizou pagamentos a médicos que trabalhavam para o governo croata. Os pagamentos, disseram eles, objetivavam aumentar as prescrições de medicamentos da Pfizer e da Pharmacia e garantir que as autoridades reguladoras aprovassem a inclusão de seus medicamentos na lista do Instituto Croata de Seguro de Saúde.

Acusação semelhante foi feita à Philips na Polônia e na Holanda:

> A Royal Philips Electronics foi multada em 4,5 milhões de dólares pela Securities and Exchange Commission (SEC) dos EUA por

---

[32] U.S. FOOD AND DRUG ADMINISTRATION. Concerns about metal-on-metal hip implants. *Silver Spring*, 4 out. 2015. Disponível em: <http://www.fda.gov/MedicalDevices/Productsand MedicalProcedures/ImplantsandProsthetics/MetalonMetalHipImplants/ucm241604.htm>. Acesso em: 30 set. 2016. Tradução nossa.

alegação de suborno na Polônia. A empresa aceitou pagar a multa imposta pela SEC para resolver a questão. De 1999 a 2007, em pelo menos 30 casos, funcionários da subsidiária da Philips na Polônia realizaram pagamentos indevidos a funcionários públicos de instituições de saúde para aumentar a probabilidade de a Philips vencer concorrências públicas para compra de equipamentos médicos. A Philips apresentava as especificações técnicas dos seus equipamentos médicos aos funcionários para que incorporassem tais especificações nos editais. Isso aumentava muito a probabilidade de a empresa vencer as licitações. Alguns funcionários envolvidos no esquema também tomavam a decisão final sobre quem venceria o certame.

O direcionamento de licitações públicas para beneficiar determinados fabricantes de dispositivos médicos é bastante praticado no Brasil, e pode ser enquadrado como corrupção em processos de compra. Assim também se enquadra a ação dos *lobbies* de fabricantes para incluir seus produtos no rol de coberturas do Sistema Único de Saúde e da Saúde Suplementar. Os casos são frequentemente denunciados pela imprensa e alguns, relacionados à ação da máfia das próteses, foram relatados na CPI da Câmara, como veremos em capítulos subsequentes.

Um escândalo recente no Brasil envolveu o Hospital das Clínicas, em São Paulo. O caso, desbaratado após investigações feitas pelo Núcleo de Combate à Corrupção e Improbidade Administrativa, criado pela Procuradoria da República em São Paulo, enquadra-se no tipo de corrupção em processos de compra e envolveu médicos, gestores do hospital e empresas fornecedoras. A suspeita levantada pelas autoridades é a de que, entre 2009 e 2014, tenha funcionado no hospital um esquema de manipulação das compras de equipamentos para implante, como informa reportagem do jornal *O Estado de São Paulo*.

Segundo as investigações, um médico-cirurgião pertencente ao hospital, em conluio com o administrador do setor, orientava pacientes a ingressarem com ações na Justiça para a obtenção de liminares, indicando a urgência da cirurgia para a realização do implante.

Uma vez concedida a ordem judicial, o equipamento necessário (marca-passo e eletrodos) era adquirido sem licitação, de um único fornecedor, que, segundo investigado, remuneraria o médico e o administrador, pela exclusividade obtida, por meio de serviços de consultoria falsamente prestados pelo médico à empresa[33].

A originalidade na forma de burlar o sistema de compras para favorecer uma empresa do esquema, neste caso, está na manipulação da Justiça para "legalizar" as trapaças. No período investigado (cinco anos), a instituição não realizou nenhuma licitação para compra de equipamentos. As 154 cirurgias bancadas pelo SUS foram realizadas com base em decisões liminares da Justiça, tendo a urgência como justificativa. Graças às liminares, cada marca-passo saía por 117 mil reais, quando deveria custar 27 mil. O prejuízo do SUS foi de 13 milhões de reais, no mínimo. Outras duzentas cirurgias estão sendo investigadas e esse valor pode crescer bastante.

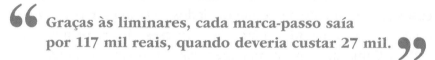

> Graças às liminares, cada marca-passo saía por 117 mil reais, quando deveria custar 27 mil.

A Polícia Federal, em conjunto com o Ministério Público, deflagrou no dia 18 de julho de 2016 uma operação denominada "Dopamina" para investigar os desvios no Hospital das Clínicas. Foram realizados 11 mandados de busca e apreensão e a condução coercitiva de quatro suspeitos para prestar depoimento – um médico-cirurgião e um diretor administrativo do hospital, além do dono e de uma funcionária de uma empresa responsável pela importação dos equipamentos.

Segundo a polícia, se todas as compras fossem feitas com licitação e sem o sobrepreço, poderiam ter sido feitas 600 cirurgias em vez de pouco mais de 150. "Com os valores desviados,

---

[33] AFFONSO, Julia; MACEDO, Fausto. Clínicas ficou sem licitação durante 5 anos por esquema da Dopamina, diz delegado. *Estadão online*. São Paulo, 18 jul. 2016. Disponível em: <http://politica.estadao.com.br/blogs/fausto-macedo/clinicas-ficou-sem-licitacao-durante-5-anos-por-esquema-da-dopamina-diz-delegado/>. Acesso em: 30 set. 2016.

poderiam ter sido adquiridos mais de 400 *kits* de marca-passos e eletrodos. Sem os atos de corrupção investigados, muito mais gente poderia ter sido operada", afirma [a procuradora da República Thaméa] Danelon.

Não há indícios de que os beneficiados pelas cirurgias soubessem das fraudes.

Segundo o delegado Milton Fornazari Junior, chefe da Delegacia de Repressão a Corrupção e Crimes Financeiros em São Paulo, da Polícia Federal, as irregularidades só cessaram em 2014 porque uma empresa americana que fornecia os materiais detectou a irregularidade[34].

Como sublinhou a jornalista Cláudia Collucci, em matéria publicada um dia depois, pela *Folha de S. Paulo*, o esquema desvendado no HC é um dos tentáculos da máfia das próteses, e a estratégia de recorrer à judicialização do atendimento é parte do *modus operandi* dessas organizações criminosas que atuam na saúde.

As recomendações do estudo da Comissão Europeia para combater a corrupção nos processos de compra (*procurement*) apontam para a criação de mecanismos de controle independentes. Os autores não chegaram a uma conclusão sobre se seria melhor centralizar ou descentralizar os processos para reduzir a vulnerabilidade do sistema aos *lobbies* e ao tráfico de influência.

Collucci afirma que é preciso tomar providências para estancar a sangria de recursos públicos e privados provocada pelo abuso e pela má-fé na judicialização:

> Um dos caminhos para evitar fraudes e conflitos gerados pela busca da Justiça é o governo definir quais medicamentos e tratamentos devem ser oferecidos pelo SUS, como ocorre em outros países. A Constituição estipula que a saúde é direito de todos e dever do Estado, mas não diz que haverá recursos infinitos para dar tudo para todos[35].

---

[34] CARMO, Sidney Gonçalves; AMÂNCIO, Thiago. Investigação aponta fraude em compra de material para cirurgia no HC. São Paulo: *Folha de S. Paulo*, 18 jul. 2016.

[35] COLLUCCI, Cláudia. Esquema no HC é mais um tentáculo da "máfia das próteses". São Paulo: *Folha de S. Paulo*, 19 jul. 2016.

Relações de *marketing* impróprias

O relatório da Comissão Europeia usa o eufemismo "relações de *marketing* impróprias" para se referir às práticas de empresas que adotam a política de comprar médicos e autoridades, oferecendo propinas, comissões, contratos de consultoria, presentes, equipamentos, patrocínios em pesquisa, viagens, participação em eventos (como conferências, encontros, jantares) etc.

Um caso exemplar, descrito no relatório, resultou em uma multa à farmacêutica Allergan por realizar um evento na Holanda, em 2010, para promover entre neurologistas o uso do Botox – nome fantasia da toxina botulínica, substância empregada por dermatologistas para eliminar rugas. O estratagema de oferecer vantagens financeiras para induzir o consumo através das indicações médicas é o mesmo adotado pelos fabricantes de próteses. As autoridades de saúde holandesas entenderam que se tratava de "benefício ilegal", e impuseram à empresa uma multa de 45 mil euros. O valor tangível da multa é ínfimo para uma empresa que contabiliza 23 bilhões de dólares de faturamento. Mas o valor intangível é considerável, pois expõe à comunidade médica e à opinião pública o potencial corruptor de eventos que podem parecer inofensivos. Em outras palavras, deixa claro que, na área da saúde, é preciso considerar se realmente existem eventos grátis, almoços grátis e amostras grátis.

> O encontro de neurologistas, que se estendeu por várias horas, foi realizado em um hotel em Utrecht. Incluía almoço, bebidas e um jantar luxuoso. O tema da reunião era o uso do Botox como tratamento preventivo de enxaquecas crônicas. Trata-se de um uso controverso do Botox, e não é permitido no mercado holandês. A Allergan convidou neurologistas para o encontro porque espera que esse uso seja permitido no futuro. Durante o encontro, um dos principais temas de interesse eram os resultados de testes clínicos financiados pela Allergan. Além disso, discutiu-se como esses resultados deveriam ser comunicados aos médicos. Seis médicos aceitaram o convite e, além do almoço, das bebidas e do jantar, receberam 1.200 euros. O presidente do encontro, também neurologista, recebeu 2 mil euros por sua contribuição.

Depois de receber a dica de um médico, que percebeu que o foco do encontro estava mais no *marketing* do que na pesquisa clínica, um fiscal visitou o local. Concluiu-se que os valores pagos aos neurologistas eram desproporcionais ao esforço para participar da reunião. Embora a Allergan afirmasse que os valores oferecidos aos neurologistas eram razoáveis, pagou a multa (conhecida como *bestuurlijke boete*). Os neurologistas que aceitaram o convite não foram multados nem processados.

> **Na área da saúde é preciso considerar se realmente existem eventos grátis, almoços grátis e amostras grátis.**

Caso ainda mais obsceno ocorreu na Croácia, em 2012, tendo como protagonista uma empresa de equipamentos ortopédicos e outros produtos médicos. Para aumentar as vendas, a empresa promoveu uma campanha em que prometia viagens internacionais e cupons de supermercado para os médicos que cumprissem determinadas metas de faturamento. Os detalhes do caso estão relatados no estudo da Comissão Europeia:

> Nessa campanha, prometia-se a médicos ou farmacêuticos um seminário educacional de sete dias para duas pessoas em Las Vegas ou Los Angeles, caso prescrevessem seus produtos em montante superior a 150 mil kunas (200 mil euros). A viagem seria para apenas uma pessoa, se o valor total de produtos prescritos fosse de 100 mil kunas (130 mil euros). Se o valor total fosse de 75 mil kunas (cerca de 10 mil euros), a recompensa seria um seminário de quatro dias em Barcelona. [A empresa] Bauerfeind também oferecia presentes adicionais, como cupons de presente de uma rede de supermercados local chamada Konzum. O Escritório Croata para Prevenção da Corrupção e do Crime Organizado (USKOK) reportou o caso ao Instituto Croata de Seguro de Saúde para uma investigação mais aprofundada. O caso está agora sob investigação.

Essa variedade grosseira de corrupção mal disfarçada de *marketing* também tem sido praticada em terras brasileiras, como veremos no capítulo seguinte.

A sucessão de escândalos de corrupção que se encaixam na modalidade "relações de *marketing* impróprias" levou à criação, em alguns países, de uma legislação que abrange as atividades internacionais de suas empresas. Levou também a uma crescente exigência da sociedade para que as partes envolvidas declarem a existência de conflitos de interesse, quando é o caso.

O estudo da Comissão Europeia, sem aprofundar-se no assunto, destaca que, além de legislação específica para regular e monitorar as relações de *marketing* entre a indústria e os profissionais da saúde, é importante que ambos os lados adotem sistemas de autorregulação. Essa autorregulação, acrescenta, pode ser organizada em nível nacional ou supranacional. Vejamos o caso clássico do Physician Payments Sunshine Act (lei norte-americana de 2010 que visa aumentar a transparência das relações financeiras entre prestadores de serviços de saúde e fabricantes de produtos farmacêuticos), citado no estudo.

> O comportamento da indústria de medicamentos e de dispositivos médicos, em geral, é considerado uma das questões mais problemáticas na regulação da área da saúde. A relação entre indústria médica e prestadores de serviços médicos é muito estreita. O dinheiro das empresas farmacêuticas e a influência que esse dinheiro compra são partes integrantes da forma como o setor de saúde funciona. Na ponta benéfica desse espectro, as empresas colaboram para que os profissionais de saúde criem e testem novos tratamentos. Elas colaboram para que os médicos observem os efeitos colaterais de novas drogas. A indústria também financia pesquisas e instituições de pesquisa. Na outra extremidade desse espectro, fabricantes de produtos farmacêuticos e dispositivos médicos induzem ou até mesmo subornam os profissionais de saúde que, muitas vezes, se dispõem a receitar ou promover seus produtos.

Mecanismos de autorregulação, como os que têm sido adotados na Europa e nos Estados Unidos, ainda ensaiam seus primeiros passos no Brasil. O escândalo da máfia das próteses, a propósito, levou algumas das empresas denunciadas a aderir ao Instituto Ética Saúde, criado em 2014 pela Associação Brasileira de Importadores e Distribuidores de Implantes (ABRAIDI), com o apoio do Instituto Ethos. Trata-se de uma iniciativa positiva para a autorregulação do setor (veja na Parte III deste livro o item "Governança global, *compliance* e autorregulação") e para a integridade nas relações com os médicos e com os consumidores.

Seria oportuno também que, a exemplo de outros países, como os Estados Unidos, se exigisse a abertura da contabilidade referente às relações entre indústria e médicos – incluindo pagamentos, contratos, *royalties*, patrocínios etc. A transparência desses números contribuiria para colocar sob permanente escrutínio público as situações de potencial conflito de interesses na prática da medicina; reforçaria o papel de vigilância das entidades médicas, das autoridades do setor de saúde, dos organismos de defesa dos consumidores e da Justiça; e, sobretudo, manteria em permanente discussão a questão ética dessas relações, dando ensejo à criação de uma nova cultura que não considere o pagamento de propinas, comissões e outras deformidades como sendo naturais.

Não se pode, no entanto, acreditar que essa seja uma solução mágica. Nos Estados Unidos, mesmo os defensores do Physician Payments Sunshine Act não vão tão longe, conforme indica a revista *Health Affairs* em um editorial:

> No entanto, mesmo aqueles que defendem o programa concordam que a simples divulgação não é suficiente para resolver conflitos de interesses financeiros. Os médicos e os centros de pesquisa também precisarão de referências confiáveis para determinar quais relacionamentos são apropriados, úteis e benéficos. Trabalho adicional será necessário para assegurar que conflitos de interesses financeiros sejam monitorados e regulados de forma adequada[36].

Casos de pagamentos de propina a médicos nos Estados Unidos continuam sendo práticas muito arraigadas e daninhas,

---

[36] RICHARDSON, Elizabeth. Health Policy Brief: The Physician Payments Sunshine Act. Bethesda: *Health Affairs*, 2 out. 2014. Disponível em: <http://www.healthaffairs.org/healthpolicybriefs/brief.php?brief_id=127>. Acesso em: 1º out. 2016. Tradução nossa.

como evidenciado nas reportagens citadas. Eles mostram que a corrupção na saúde é um problema endêmico, que também se manifesta em ambientes onde há maior regulação e transparência. Mas, mesmo não sendo suficientes, esses mecanismos legais e regulatórios são necessários.

Tráfico de influência, ressarcimentos indevidos e desvios

O tráfico de influência é um expediente clássico em qualquer esquema de corrupção, e está presente também no submundo dos negócios no setor de saúde. Os personagens que contracenam com a indústria que se dispõe a corromper, neste caso, são as autoridades reguladoras, os partidos políticos e os provedores da assistência (no Brasil, o SUS). Muitas vezes, a ação se confunde com atividades normais de *lobby*.

De acordo com o levantamento feito pela Comissão Europeia, a percepção desse tipo de corrupção é comum a todas as sociedades, seja na Croácia, na Finlândia, na Romênia ou na França. No caso da França, os relatórios sublinham que o *lobby* da indústria farmacêutica é um dos mais poderosos do país, e sua influência "tem consequências importantes na tomada de decisão política no setor da saúde, bem como sobre os Membros do Parlamento individualmente".

Receber por algo que não foi feito ou não foi entregue sempre foi um dos procedimentos básicos de corruptos e malfeitores. Não é diferente no caso da máfia das próteses e de outras máfias da saúde no Brasil e no mundo. Nos Estados Unidos, muitos processos são movidos contra prestadores de serviço que aplicam esse golpe contra o programa federal de assistência à saúde, o Medicare, e também contra as empresas de seguro. Nos países europeus, o fenômeno se repete. "As cobranças indevidas são aparentemente generalizadas", diz o estudo da Comissão Europeia. "A extensão é desconhecida, mas em geral é considerada relevante e pode envolver valores elevados".

> **Receber por algo que não foi feito ou não foi entregue sempre foi um dos procedimentos básicos de corruptos e malfeitores.**

Há três subtipos dessa modalidade de corrupção na saúde. Um deles é a cobrança pela tarifa máxima – a máfia trata também de manipular as tabelas de reembolso pagas pelo governo, colocando as tarifas em patamares irreais. Outro é a cobrança de reembolso por tratamentos desnecessários – por exemplo, realizar uma cirurgia de coluna em um paciente que poderia ser curado com fisioterapia. Por fim, a cobrança por serviços e produtos não entregues.

Em geral, ressalta o estudo da Comissão Europeia, os sistemas de reembolso padecem de deficiências que facilitam a vida dos transgressores.

> Os serviços médicos não são fáceis de definir, e a maioria dos sistemas que tentam defini-los chegam a descrições muito detalhadas e sofisticadas, difíceis de entender, mas facilmente manipuladas por profissionais informados e difíceis de controlar.
>
> Os pacientes muitas vezes não são informados e/ou não são capazes de entender os detalhes da conta de um tratamento médico especializado. O papel do paciente como consumidor que controla o que paga é muitas vezes inexistente.
>
> No setor da saúde, os sistemas de gestão financeira ainda não são muito profissionais nem muito ágeis.

Entre outras recomendações, para combater essas práticas, o estudo propõe a criação de mecanismos de fiscalização do atendimento pelas fontes pagadoras (governos ou planos de saúde) e o maior envolvimento dos pacientes no controle das contas.

Fraudes e desvios de medicamentos e dispositivos médicos

Por fim, o estudo da Comissão Europeia trata de outra variedade muito comum de pilantragem na saúde: os desvios de produtos. Isso pode tanto ocorrer em pequena escala, como é o caso do "ladrão de galinha" que embolsa material do hospital para utilizá-lo em sua clínica, quanto em escala profissional, quando os desvios ganham sofisticação e movimentam altos valores.

> Durante a pesquisa, foram mencionados vários casos de profissionais de saúde envolvidos com fraudes relacionadas a estoques, números de pacientes e pacientes inexistentes, com o fim de obter controle sobre medicamentos que, posteriormente, eram comercializados como um negócio privado e/ou vendidos em países cujos sistemas de saúde têm outras regulamentações.

Casos relatados em operação da Polícia Federal em Montes Claros (MG) mostraram um esquema avançado, em que os médicos trabalhavam com dois prontuários: um, falso, que era apresentado ao SUS, incluía próteses além do necessário; outro, verdadeiro, apresentado ao paciente, mostrava o que realmente seria usado. Por exemplo: o prontuário enviado ao SUS mencionava o uso de três *stents*, quando, na realidade, apenas um deles seria implantado. Os dois dispositivos que sobravam iam para um estoque particular do grupo, que depois cobrava pelo seu uso em outras ocasiões. Semelhanças com casos verificados em outros países não são coincidência.

A máfia das próteses, como veremos mais de perto nos próximos capítulos, utiliza-se desses e de outros truques para assaltar o SUS, enganar os planos e enriquecer às custas da corrupção do sistema de saúde e da esculhambação da prática da medicina. Diante de tantas semelhanças entre os crimes cometidos contra a saúde no Brasil e no exterior, devemos concluir que esse mal não é exclusivamente nacional. A corrupção na saúde não tem fronteiras: é um problema ao mesmo tempo local e global, e essas dimensões devem ser consideradas nas ações de combate e na busca de soluções.

O *modus operandi* da máfia

O ANO DE 2015 prometia muitos problemas para a máfia das próteses, como previu o gerente de uma das empresas implicadas no esquema. A reportagem "Três *stents* e uma viagem", publicada pela revista *Veja* na edição da véspera do Natal de 2014, trouxe os primeiros sinais de que o tempo estava se fechando em torno dos mafiosos.

Assinada pela repórter Cecília Ritto, a reportagem dava notícia de uma operação da Polícia Federal, no Rio de Janeiro, para desbaratar uma rede de médicos, donos e diretores de hospitais que recebiam propinas para comprar produtos dos fabricantes que participavam da trama. Os pagamentos eram feitos tanto em dinheiro como sob a forma de presentes – viagens, carros, equipamentos para laboratório. O volume de pagamentos era tão grande e tão rotineiro que um carro blindado percorria mensalmente os consultórios para distribuir a bufunfa.

O esquema entrou no radar da PF quando veio a público um golpe que a máfia aplicara no plano de saúde dos Correios para cobrar quase 1 milhão de reais por uma cirurgia de coluna que não poderia custar mais do que 120 mil.

As quadrilhas eram especialistas em maracutaias para superfaturar produtos e direcionar processos de compra. Integrantes do esquema, que decidiram colaborar com as investigações e fizeram acordos de delação premiada, explicaram como a máfia fazia para operar o milagre de elevar o preço de uma prótese de 14 mil (na tabela do SUS) para impressionantes 100 mil reais.

Um médico do setor vascular de um hospital público explicou a *Veja* como isso funciona: "A fornecedora convence um hospital federal do interior, menos visado, a abrir licitação de um produto e põe um preço lá no alto. Ganha e, depois, outros hospitais aderem a esse valor"[37].

Outras falcatruas visavam direcionar os tratamentos para o uso dos produtos mais caros, com a cumplicidade dos médicos que estavam na folha de propinas. O truque consistia em indicar cirurgias com o uso de uma prótese específica, com características que apenas uma determinada marca poderia atender. Para forçar o plano de saúde ou o SUS a pagar a conta, o grupo muitas vezes recorria ao esquema da judicialização, com o concurso de advogados acumpliciados com o médico e o fabricante.

A PF desbaratou também um esquema de propinas mantido por fabricantes chineses de *stents*. Um sistema voltado a corromper médicos oferecia viagens à China, com escalas na Europa e despesas pagas, a cada dois ou três *stents* implantados. O turismo por conta dos *stents* tornou-se tão corriqueiro que, segundo um médico que aderiu à delação premiada, havia quatro anos um grupo do Hospital dos Servidores dedicava-se a explorar vários pontos turísticos da Ásia e da Europa por essa via.

> Um sistema voltado a corromper médicos oferecia viagens à China, com escalas na Europa e despesas pagas, a cada dois ou três *stents* implantados.

O desejo de obter mais e mais vantagens gerou outro problema, ainda mais grave: médicos passaram a realizar cirurgias desnecessárias apenas para usar mais próteses. Segundo o dono de um hospital citado na reportagem, cirurgias de coluna com implante de próteses consomem em média 250 mil reais só em material.

---

[37] RITTO, Cecília. Três *stents* e uma viagem. *Veja*, n. 2405, 24 dez. 2014. Disponível em: <https://acervo.veja.abril.com.br/index.html#/edition/32066?page=74&section=1>. Acesso em: 21 jun. 2016.

Depois que a reportagem da *Veja* estragou o Natal da máfia das próteses, as denúncias na tevê, no início do ano novo, vieram marcar o começo do seu inferno astral. Embora outras reportagens, de outros veículos, já tivessem tratado dos abusos no comércio e uso de próteses[38], nenhuma havia reunido uma quantidade tão grande e impactante de informações como a matéria exibida no "Fantástico", com cenas mostrando a máfia em ação.

O alcance da televisão potencializou os efeitos da denúncia. Milhões de telespectadores viram como o setor de saúde foi transformado em balcão de negócios pela indústria de OPME, por meio de um esquema em que participam, numa ponta, as empresas fornecedoras (indústria e distribuidores) e, na outra, os médicos que vão implantar os dispositivos e utilizar os materiais.

As denúncias vieram a público calçadas em depoimentos de pessoas que conheceram o esquema por dentro; em flagrantes de conversas gravadas com câmeras ocultas; na comprovação, por peritos, de fraudes em documentos; e nas declarações de autoridades e pessoas conhecedoras do setor de saúde. O trabalho de mais de seis meses de investigação foi condensado em duas reportagens principais – uma de 22 minutos, outra de 9 –, levadas ao ar em dois domingos consecutivos, nos dias 4 e 11 de janeiro de 2015. Na primeira delas, o repórter Giovani Grizotti escancarou o *modus operandi* da máfia da saúde:

- Empresas que vendem dispositivos médicos (OPME) oferecem comissões de até 30% para que médicos empreguem seus produtos; pagam em dinheiro vivo ou por meio de falsos contratos de consultoria.

- Médicos que entram nesse jogo realizam cirurgias e implantes sem necessidade, só para ganhar comissão; para aumentar os ganhos, usam as marcas mais caras de implantes (pois rendem comissões mais gordas); empregam material além do necessá-

---

[38] Merece destaque, a propósito, reportagem de Cláudia Collucci no jornal *Folha de S. Paulo*: COLLUCCI, Cláudia. Novo código de ética proíbe médico de vender remédio. São Paulo: *Folha de S. Paulo*, 29 ago. 2009.

rio; e em alguns casos, como estelionatários, trapaceiam o SUS e os planos de saúde cobrando pelo uso de materiais e próteses que não foram utilizados de fato nos procedimentos (e cuja utilização é impossível verificar, mesmo por meio de raios X).
- Médicos encaminham pacientes a escritórios de advocacia de porta de hospital especializados em enganar a Justiça, obtendo liminares que obrigam o SUS ou os planos de saúde a pagar preços superfaturados por cirurgias e implantes.
- Empresas promovem fraudes em licitações, pagando propina para direcionar editais públicos e simular concorrência de preços, com base em orçamentos falsos feitos por empresas de fachada.

Todos os esquemas mostrados na primeira reportagem eram relacionados à área ortopédica, um dos maiores focos de falcatruas com próteses em todo o mundo. Viu-se, pelos relatos, como a ação da máfia criou um ambiente altamente perigoso para os pacientes, cooptando médicos por meio de comissões.

No depoimento que fez à CPI da Máfia das Próteses e Órteses no Brasil, o dr. Alberto Kaemmerer chamou a atenção para o fato de que a busca pelo ganho financeiro, por parte dos médicos e também de alguns hospitais, tem provocado uma enxurrada de cirurgias desnecessárias. Essa suspeita o levou a constituir no hospital Mãe de Deus, em Porto Alegre, que ele dirigia, um comitê de médicos para analisar os pedidos de cirurgias (apenas as eletivas, que são a maioria, não as de emergência). Esse comitê era composto de nove médicos e se reunia todas as terças-feiras, às sete e meia da manhã. O trabalho provocou a reação irada de médicos e até mesmo de entidades médicas.

> "Nós obtivemos num primeiro momento uma redução de 35% de todas as cirurgias de órteses e próteses realizadas no hospital, a partir dessa determinação. Eu fui chamado pelo presidente do Conselho Regional de Medicina do Rio Grande do Sul – não o de agora – de autoritário. Eu disse para ele que eu não estava entendendo a confusão entre autoridade e autoritarismo. Eu estava exercendo apenas um direito. Ao não o exercer, eu poderia ser punido pelo próprio Conselho Federal de Medicina, porque o Conselho

diz que o diretor técnico é a principal autoridade, de modo que, se o senhor for médico e quiser fazer um procedimento que não está dentro dos preceitos técnicos, eu o proíbo. Tanto isso é verdade que o líder da safadeza no Rio Grande do Sul foi o primeiro que me processou por eu tê-lo proibido de operar no hospital. Eu fui processado por esse senhor. Ganhei nas três instâncias, ganhei no Conselho Regional de Medicina e não ganhei no Federal porque não veio para cá. Mas ele não conseguiu operar no hospital. Esse é o homem que em um mês tinha 43 cirurgias marcadas em Porto Alegre e nos arredores. É possível realizar 43 cirurgias de coluna em um mês? E, no nosso hospital, ele marcou uma cirurgia cujo valor era de 740 mil reais numa paciente que não tinha condições físicas nem de escovar os dentes por falta de ar. Eu vou deixar sair uma cirurgia dessas[39]?"

A mesma preocupação com o aumento do número de cirurgias de coluna e dos custos desses procedimentos levou o Hospital Israelita Albert Einstein, em São Paulo, a criar um programa destinado a analisar os casos encaminhados por operadoras de saúde. Os dados apresentados à CPI da Máfia das Próteses e Órteses no Brasil por Miguel Cendoroglo Neto, representante do presidente do hospital, são um indício eloquente dos excessos e desvios na indicação de tratamentos cirúrgicos nesse segmento – o que, certamente, reflete a disseminação da cultura de pagamento de propinas para induzir a demanda. O relatório da CPI assim sintetiza o depoimento de Cendoroglo Neto:

"O Hospital Albert Einstein (HAE) criou há quatro anos um programa de segunda opinião em cirurgias de coluna, dado o impressivo aumento nas indicações e custos. Definiram-se diretrizes, a partir das diretrizes das sociedades brasileiras de Neurocirurgia e de Ortopedia e Traumatologia, refletindo sempre as melhores práticas e buscando a medicina baseada em evidência; mediaram-se os honorários médicos adequados para cirurgias e consultas, entre os médicos e as operadoras de planos de saúde para recompor esse honorário médico, percebido como insuficiente, e selecionou-se uma lista curta de fornecedores de próteses e materiais para nego-

---

[39] COMISSÃO PARLAMENTAR DE INQUÉRITO – MÁFIA DAS ÓRTESES E PRÓTESES NO BRASIL. *Relatório final*. Brasília: Câmara dos Deputados, 15 jul. 2015. p. 84.

ciação direta do hospital com esses fornecedores. Logrou-se redução média de 50% dos custos com os fornecedores.

"O programa em si consiste em receber pacientes com indicação de cirurgia da coluna e oferecer-lhes tratamentos conservadores. De maio de 2011 até abril de 2015, 4.684 pacientes foram encaminhados, sendo que 2.557 concordaram em participar do nosso programa – 55%; 2.127 não concordaram, voltaram para o médico de origem e para a sua respectiva operadora de plano de saúde. **Depois da primeira avaliação da segunda opinião, daqueles 2.557 casos, a gente observou que 1.482 não tinham indicação de cirurgia de coluna; foram, portanto, alocados ao tratamento conservador, ao tratamento com fisioterapia. Isso, na nossa casuística total, representa 58% dos casos.** E 1.075 pacientes tinham indicação de cirurgia de coluna confirmada, ou seja, 42%. No começo do nosso programa, essa percentagem de cirurgias de coluna [de] que a gente não confirmou a indicação era maior. Ela chegou a 70%. Com o tempo, talvez por uma mudança de prática, até de *mix* de operadoras que foram aderindo ao nosso programa, isso foi diminuindo um pouco, e hoje é 58%. Há casos de pacientes que não têm sequer patologias da coluna, e sim outras que podem confundir o diagnóstico.

"Além da superindicação cirúrgica, **havia casos em que, mesmo quando [se] confirmava a necessidade de cirurgia, o procedimento recomendado pelo médico de origem era de maior complexidade; o paciente era submetido a um procedimento mais extenso, com mais material sendo utilizado e com custo maior. 79% das indicações de cirurgia desses médicos de origem eram de alta complexidade**. Segundo a indicação dos médicos do grupo de coluna do HAE, a alta complexidade foi indicada só em 35% das cirurgias.

"Além do benefício do ponto de vista de saúde, de qualidade e de segurança do paciente, há também uma economia para o sistema de saúde. A redução de 58% no volume de indicações cirúrgicas, de 2.557 para 1.075 pacientes, e também uma redução da complexidade, representou uma redução de custos de 138 milhões de reais para 36 milhões de reais com o tratamento clínico e cirúrgico[40]."

---

[40] COMISSÃO PARLAMENTAR DE INQUÉRITO – MÁFIA DAS ÓRTESES E PRÓTESES NO BRASIL. *Relatório final*. Brasília: Câmara dos Deputados, 15 jul. 2015. p. 41.

Ao constatar que, de cada dez indicações de cirurgia da coluna, apenas quatro são de fato necessárias, o estudo feito pela equipe do hospital Albert Einstein nos mostra a magnitude dos desvios que ocorrem no uso de próteses. O relato de uma testemunha que trabalhou, durante dez anos, para quatro distribuidoras de próteses no Rio Grande do Sul – e que falou ao repórter Grizotti protegida pelo anonimato – mostra que o fenômeno da superindicação de cirurgias é estimulado por empresas que não poupam recursos para aliciar médicos com o pagamento de propinas. Responsável por fazer esses pagamentos nas empresas em que trabalhou, ela contou na reportagem que os ganhos do médico com comissões podem variar, num mês, de 5 mil a 100 mil reais.

"É feito um levantamento mensal em nome do médico. Quantas cirurgias foram feitas [com] o uso do material tal. E ali a gente faz o levantamento. Em cima disso a gente tira o percentual dele[41]."

> [...] o estudo feito pela equipe do hospital Albert Einstein nos mostra a magnitude dos desvios que ocorrem no uso de próteses.

Para engordar os ganhos, os médicos dão preferência ao uso dos materiais mais caros, que rendem comissões maiores. E é nesse embalo que começam a apelar para a realização de cirurgias desnecessárias e outros expedientes. Outro depoimento feito a Grizotti, de uma testemunha que trabalhava numa clínica beneficiada por esses pagamentos, reforça a impressão de que o modo de operação é semelhante ao de uma organização criminosa, uma máfia.

"Aquilo ali parecia uma quadrilha. Uma quadrilha agindo e lesando a população. É uma quadrilha. Um exemplo que eu tenho aqui: 260 mil reais de cirurgia, 80 mil para a conta do médico. Aqui a gente tem uma empresa pagando 590 mil reais de comissão para o médico no período aqui de seis meses."

---

[41] GRIZOTTI, Giovani. Máfia das próteses coloca vidas em risco com cirurgias desnecessárias. **Fantástico**. Rio de Janeiro: Rede Globo, 4 jan. 2015.

O depoimento de outra testemunha, que presenciou pagamentos de propinas a médicos, descreve a cena ao repórter de forma tão crua que é difícil acreditar que estejamos falando de médicos em seus consultórios e clínicas.

> "Sacolas de dinheiro não surgem do nada e não são dadas à toa", diz ela.

A subordinação da prática da medicina a interesses comerciais e financeiros deixa um rastro de vítimas pelo caminho. São os pacientes que, apanhados nessa teia, se transformam, primeiro, em instrumento da máfia para atingir seus objetivos, depois em vítimas. Pessoas como o motorista aposentado que deu entrevista ao repórter Giovani Grizotti em outra matéria, esta exibida no "Jornal do Almoço" da RBS no Rio Grande do Sul, dois meses após a denúncia feita no "Fantástico":

> Um motorista aposentado fez quatro cirurgias para colocar próteses na coluna. Todas com o mesmo médico. Só a última custou mais de 40 mil reais e foi paga pelo plano de saúde. Mas as dores e os problemas continuaram, e a saúde dele piorou.
>
> – Hoje a minha vida se resume em ir da cama para o sofá, do sofá para a cama. Eu fiz essa cirurgia pensando que ia melhorar. E o que aconteceu? Agravou. Se fosse hoje, eu não faria – aponta. – Antes, eu conseguia caminhar bem, lavar, passar, tirar uma coisa, subir no meu caminhão. Hoje nem o meu carro eu consigo dirigir.
>
> Ele estava prestes a fazer a quinta cirurgia, mas o médico responsável mudou subitamente de ideia depois que a tevê denunciou a máfia das próteses[42].

O dr. Marcelo Paiva Paes de Oliveira, médico ortopedista, foi submetido a uma malsucedida cirurgia de coluna e acredita que pode ter sido vítima de um esquema da máfia da saúde. Oliveira padecia de dores na coluna e, quando viu que o problema se agravava, decidiu recorrer a um colega, especializado em coluna, que era seu conhecido desde os tempos de faculdade.

---

[42] GRIZOTTI, Giovani. Polícia investiga cirurgias de próteses com suspeita de superfaturamento no RS. **Jornal do Almoço**. Porto Alegre: RBS TV, 4 mar. 2015. Disponível em: <http://g1.globo.com/rs/rio-grande-do-sul/jornal-do-almoco/videos/t/porto-alegre/v/policia-investiga-cirurgias-de-proteses-com-suspeita-de-superfaturamento-no-rs/4009616/>. Acesso em: 16 maio 2016.

O diagnóstico feito pelo médico apontou a ocorrência de espondilolistese, doença degenerativa causada pelo deslocamento de uma das vértebras. Cinco em cada cem pessoas sofrem dessa moléstia e sentem dores que começam na lombar, espalham-se pelos membros inferiores e, em casos agudos, impedem a pessoa de caminhar. No caso de Oliveira, todavia, tratava-se de espondilolistese em grau 1, ou seja, com um pequeno deslocamento da vértebra. O diagnóstico acrescentava, como agravante, a existência de um processo inflamatório na coluna. Foi com esses argumentos que o médico sustentou a indicação do tratamento cirúrgico e propôs que se usasse uma nova tecnologia, de intervenção minimamente invasiva, denominada XLIF (do inglês Extreme Lateral Interbody Fusion, ou "fusão intersomática por via extremo-lateral").

O dr. Oliveira, confiante na análise do ex-colega de faculdade, abdicou de buscar uma segunda opinião e se dispôs a fazer a cirurgia. Chamou-lhe a atenção, entretanto, o orçamento apresentado: para realizar um procedimento que usaria apenas seis parafusos e uma haste, o médico apresentou uma conta de 208 mil reais. E o que se revelaria um detalhe importante: no pedido de autorização enviado ao convênio, uma observação adicionada pelo médico informava que, devido à especificidade da tecnologia XLIF, os dispositivos só poderiam ser fornecidos pelas distribuidoras X e Y, detentoras do direito exclusivo de comercialização da fabricante norte-americana no mercado brasileiro.

> 'Eu não posso falar das minhas sequelas, senão eu transformo isso aqui num circo dos horrores.'
> (Depoimento de Marcelo P. Paes de Oliveira, à CPI.)

A questão do preço chamou a atenção do dr. Oliveira, mas não lhe trouxe nenhuma preocupação; afinal, ele tinha cobertura do plano de saúde. No meio do processo, no entanto, o médico que o operaria sugeriu que, se o plano recusasse a cobertura, ele poderia apelar à Justiça.

– Ele falou: "Olha, vamos fazer aqui. O negócio é o seguinte: a gente faz o pedido aqui e encaminha para o convênio. Se o convênio não autorizar, a gente já tem aqui uma estrutura do advogado, tem aqui o negócio, vai mandar para a Justiça". Eu falei: "Não [...], não vai precisar disso. Eu até de repente vou falar com o convênio, vou dizer que eu também sou médico. Esse negócio de advogado não é bom, né? Vamos, vamos ver. Pede aí"[43].

O convênio não recusou. Solicitou apenas documentos que comprovassem a exclusividade dos distribuidores dos dispositivos, no que foi atendido, e o procedimento foi encaminhado.

Tudo poderia terminar como apenas mais um bom negócio para os fornecedores e para o médico (por conseguirem emplacar um preço exorbitante pelos produtos e serviços, com a desculpa da exclusividade de mercado). Mas não foi assim, para infelicidade do dr. Oliveira. O médico tinha lhe assegurado que ele poderia sair andando do centro cirúrgico. Não foi o que aconteceu. A cirurgia durou onze horas e meia, ou três vezes mais do que o esperado, e o dr. Oliveira acordou na UTI do hospital. Descobriu, então, que a cirurgia lhe deixara uma terrível sequela: havia perdido o controle do intestino.

– [...] ele me disse que eu não ia ter nada, que eu ia sair andando, que não tinha problema nenhum, que era tudo uma maravilha! Quando termina a cirurgia, eu acordo na Unidade de Terapia Intensiva Neurocirúrgica do hospital e sem controle nenhum de esfíncter, sem movimento nenhum da perna esquerda, eu falei: "[Fulano], o que houve?" Ele disse: "Não! Estava meio complicado. O seu caso estava um pouquinho mais grave. Eu tive que entrar lá". Aí deu aquela explicação naquele momento. É evidente também que entendi e acreditei. E a sequela foi ficando cada vez mais difícil e eu comecei a perceber que eu estava, como ainda hoje estou... Mas eu não posso falar das minhas sequelas, senão eu transformo isso aqui num circo dos horrores, porque são sequelas de nervo pudendo, sequelas que me deixam... Eu tenho que usar

---

[43] DEPARTAMENTO DE TAQUIGRAFIA, REVISÃO E REDAÇÃO. NÚCLEO DE REDAÇÃO FINAL EM COMISSÕES. CPI - Máfia das Órteses e Próteses no Brasil. Reunião n. 0608/15. Brasília: Câmara dos Deputados, 19 maio 2015. p. 13.

roupa íntima... É uma situação um pouco constrangedora e será constrangedora para todos os senhores também[44].

Em declaração à CPI da Máfia das Órteses e Próteses no Brasil, o dr. Oliveira defendeu a ideia de que tudo foi obra do esquema da máfia da saúde. Em sua denúncia, apresentou aos deputados três laudos médicos segundo os quais a cirurgia não era necessária. Certo ou não, as irregularidades por ele relatadas – cirurgia desnecessária, preço exorbitante, exclusividade do fornecimento, além do esquema pré-montado para a judicialização –, se comprovadas, são indícios bastante fortes de que se tratava de uma arapuca. O caso foi levado por ele ao Conselho Regional de Medicina do Estado do Rio de Janeiro (Cremerj), onde foram abertos dois processos contra o médico que o atendeu. Um, por negligência, imprudência e imperícia; outro, baseado no artigo 58 do Código de Ética daquela entidade, por mercantilização da medicina.

Todos os elos do esquema

Para alinhar os conceitos, convém abrir um parêntese para explicitar que a expressão "máfia" é aqui empregada em seu sentido popular, genérico, de um bando ou grupo que exerce uma influência sinistra e que adota, impõe ou induz certo padrão de comportamento reprovável e antiético na assistência médico-hospitalar. Muitas vezes esse comportamento desdobra-se em atitudes ilícitas e criminosas. E, por certo, muitas manifestações da influência da máfia denunciam a existência de uma organização criminosa, com hierarquia e divisão de papéis entre malfeitores, ação concertada e continuada, funcionando como um segmento escuso de negócios, um lado secreto da atividade de empresas e profissionais do setor.

Os quadros a seguir mostram como esse esquema mafioso se articula em três planos: o econômico, o assistencial e o jurídico. E como as ações dessa organização se propagam, vitimando pacientes e o próprio sistema de saúde.

[44] Idem, p. 15.

Todos os elos da máfia...

Núcleo econômico	
Fabricantes inescrupulosos de OPME, equipamentos e medicamentos	Representantes comerciais e distribuidores desonestos
Distribuição de brindes e amostras grátis.	
Pagamento de viagens e estadias para médicos e gestores participarem de congressos e feiras em locais aprazíveis e turísticos.	
Idem para eventos de demonstração e treinamento no uso de produtos e técnicas.	
Contratos de consultoria com médicos e gestores como fachada para pagamento de comissões pelo uso de equipamentos e produtos.	
Pagamento de comissões a médicos para induzir a demanda de equipamentos e produtos.	
Manipulação do mercado com práticas de concorrência desleal e cartelização.	
Sonegação de informações para reduzir a transparência no processo de comercialização e utilização de tecnologias e produtos.	
Atividade lobista para obter favorecimento e adequar leis, normas e procedimentos aos seus interesses comerciais.	
Manipulação de licitações para compra de produtos no setor público e também no privado. Corrupção.	
Prática de preços artificiais (superfaturamento).	

Núcleo assistencial	
Médicos antiéticos e clínicas caça-níqueis	Funcionários e gestores corruptos
Recebem comissões de até 30% sobre o valor dos produtos e serviços usados em cirurgias e outros procedimentos.	Aninhados nos departamentos de compras ou na gestão de hospitais e repartições da assistência pública, funcionários corrompidos dirigem licitações em favor da máfia.
Recebem por contratos fictícios de consultoria com fabricantes de produtos e equipamentos.	
Induzem os pacientes a fazer cirurgias e implantes com o objetivo de aumentar o ganho com comissões.	
Inflacionam os custos com o uso de produtos e tecnologia mais caros apenas para aumentar os ganhos e sem que haja benefício para o paciente.	
Utilizam mais material do que o necessário e cobram por material não utilizado.	Hospitais caça-níqueis
Desviam material do setor público para utilizar em suas clínicas particulares.	Lucram com o aumento do número de cirurgias e do consumo de materiais.
Em conluio com advogados, fraudam diagnósticos e falsificam orçamentos apresentados em ações judiciais contra o SUS ou os planos de saúde.	

Núcleo jurídico
Advogados oportunistas e malfeitores
Processos fraudulentos para obrigar o SUS e os planos de saúde a pagarem por procedimentos desnecessários ou superfaturados.
Induzem os pacientes do SUS e dos planos de saúde a entrarem na Justiça para forçar a cobertura das cirurgias dos médicos da máfia.
Mantêm uma verdadeira indústria de liminares com base em documentos fraudados e em outros expedientes criminosos.

... e as vítimas do esquema

Pacientes
São enganados por médicos mal-intencionados para se submeterem a cirurgias e implantes. Os procedimentos muitas vezes são desnecessários. Quase sempre são superfaturados. Por vezes envolvem desvios de materiais cometidos pelos médicos envolvidos.
São induzidos a recorrer à Justiça contra o SUS e os planos de saúde e tornam-se laranjas de processos fraudados, preparados por advogados inescrupulosos mancomunados com médicos da máfia.
São expostos a riscos clínicos desnecessários, o que aumenta o índice de resultados ruins para os procedimentos adotados.

Usuários do SUS, União, Estados e Municípios
São prejudicados porque a ação da máfia consome recursos do sistema.
Veem cada vez mais os seus orçamentos sendo consumidos por ações judiciais para pagamento de procedimentos caros para poucos.
Indústria de liminares judiciais obriga o SUS a pagar pelas cirurgias da máfia.
Indústria de liminares obriga o SUS a pagar tratamentos experimentais ou a fornecer medicamentos não homologados.
Desvio de materiais não utilizados em cirurgias.

Planos de saúde
Aumento no custeio da assistência afeta as margens de lucro e gera aumentos nos preços dos planos.

Beneficiários de planos de saúde
Custos gerados pela máfia impactam os custos dos planos de saúde e provocam reajustes maiores nas mensalidades.

A categoria dos médicos
Impacto negativo sobre a imagem dos médicos em razão da falta de ética e das irregularidades cometidas pelos maus profissionais.

Nem sempre, é preciso ressaltar, o que tratamos como atividade da máfia é uma ação formalmente ilegal. Exemplo disso é que, apesar do evidente conflito de interesses, em prejuízo dos pacientes, não há nenhuma palavra no Código de Processo Penal que condene a atitude do fabricante que paga, ou do médico que recebe, a título de "comissão", um percentual do valor dos dispositivos médicos e dos materiais empregados em cirurgias que ele próprio recomenda. Ou uma lei que proíba os médicos de receber essas comissões sob a forma de contratos de consultoria com os fabricantes ou como sócios de empresas fornecedoras dos materiais e medicamentos que ele prescreve (leia mais sobre o assunto na Parte III deste livro, item "Tipificação dos crimes contra a saúde e fiscalização profissional").

O Código de Ética do Conselho Federal de Medicina condena práticas em que os interesses comerciais se sobreponham ao cuidado com a saúde dos pacientes. "A Medicina não pode, em nenhuma circunstância ou forma, ser exercida como comércio", diz um de seus princípios fundamentais, o IX[45]. E também explicita que é vedado ao médico "o exercício mercantilista da Medicina" (Art. 58) e "exercer simultaneamente a Medicina e a Farmácia ou obter vantagem pelo encaminhamento de procedimentos, pela comercialização de medicamentos, órteses, próteses ou implantes de qualquer natureza, cuja compra decorra de influência direta em virtude de sua atividade profissional" (Art. 69).

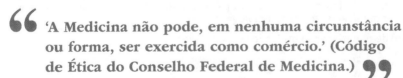

'A Medicina não pode, em nenhuma circunstância ou forma, ser exercida como comércio.' (Código de Ética do Conselho Federal de Medicina.)

Porém, a prática que é sem dúvida uma das mais típicas da máfia da saúde – a participação do médico nos ganhos financeiros do fabricante de produtos que ele tem o poder de prescrever – não constitui crime formal.

---

[45] Conselho Federal de Medicina. Código de Ética Médica. Capítulo I - Princípios fundamentais., 2009. Disponível em: <http://portal.cfm.org.br/index.php?option=com_content&view=category&id=9&Itemid=122>. Acesso em: 5 out. 2016.

Fabricantes em situação comprometedora

O MERCADO DE PRÓTESES no Brasil tem, como vimos, características de uma organização mafiosa. É uma cadeia em que estão, numa ponta, o distribuidor e o fabricante e, na outra, o médico ou o agente que vai implantar a prótese. Com o trabalho investigativo da imprensa, da Justiça, da polícia e das CPIs, esses becos do sistema de saúde foram iluminados de repente, e diversas empresas fornecedoras de OPME foram flagradas em situação bastante comprometedora.

A Oscar Iskin foi uma delas. A empresa carrega o nome do fundador, desde 1942, e apresenta-se na internet como uma "referência latino-americana em distribuição" de material médico-hospitalar. Busca "produtos de qualidade e com tecnologia médica de ponta, garantindo" – diz o *site* – "a segurança aos seus clientes intermediários (comunidade médica) e finais (pacientes)". A empresa também se diz "comprometida com práticas comerciais transparentes" e exibe, a propósito, dois certificados. Um, da Trace International Inc., "uma associação sem fins lucrativos que busca oferecer soluções para avaliação das empresas auditadas em conformidade às práticas corporativas e leis de antissuborno"; outro, o Selo ABRAIDI, concedido pela Associação Brasileira de Importadores e Distribuidores de Implantes "para empresas que trabalham de forma transparente e sustentam suas atividades em quatro pilares: ética, qualidade, segurança do paciente e boas práticas". Este último é parte do Programa Ética Saúde, da entidade do setor, ao qual a Oscar Iskin aderiu após o escândalo ter vindo à tona.

No episódio registrado pela câmera oculta do repórter do "Fantástico", durante um congresso internacional de ortopedia no Rio de Janeiro, pelo menos duas daquelas premissas – ética e boas práticas – foram transgredidas. Na gravação, um gerente (depois punido com a demissão, segundo comunicado da empresa) informa que a Oscar Iskin paga comissões de até 20% e frisa que o faz "em espécie" – para bom entendedor, a senha de que essa é uma tramoia para não dar conhecimento à Receita Federal da origem e do destino do dinheiro[46].

Outra empresa citada, a Total Medic, atua no mercado de implantes odontológicos desde 2008 e, após 2011, também no segmento maxilofacial. Em seu *site*, a empresa atribui seu sucesso ao empenho de "um grupo de profissionais visionários" e, num vídeo em que aparece ao lado de três crânios, a fundadora e presidente, Débora Pereira, informa sorrindo que em 2015 (após as denúncias, portanto) a empresa aderiu ao programa Ética Saúde, da ABRAIDI. No caso da Total Medic, não foi um funcionário, mas um sócio da empresa, que admitiu pagar altas comissões aos médicos por usarem seus produtos: 30% do valor, acima da média de 20% que prevalece no mercado negro. Diante do espanto do repórter, ele justificou de maneira curiosa a prática canhestra: "Eu prefiro deitar e dormir tranquilo".

O vendedor da Life X, que "importa e distribui produtos cirúrgicos de alta complexidade, através de representação das principais fábricas de equipamentos e implantes cirúrgicos do mundo", segundo o *site* da empresa, oferece 25% pelo que ele chama de "parceria" com o médico. "A maioria das vezes é dinheiro, é espécie", esclarece sobre a forma de pagamento.

A Orcimed, empresa com 50 anos de existência, também participou involuntariamente da reportagem quando seu gerente foi abordado durante um congresso de cirurgias ortopédicas da face, em Campinas, São Paulo. Segundo ele, na Orcimed

---

[46] Máfia das próteses coloca vidas em risco com cirurgias desnecessárias. **Fantástico**. Rio de Janeiro: Rede Globo, 4 jan. 2015. Disponível em: <http://g1.globo.com/fantastico/noticia/2015/01/mafia-das-proteses-coloca-vidas-em-risco-com-cirurgias-desnecessarias.html>. Acesso em: 5 out. 2016.

tomam-se certas precauções. Para evitar problemas com a Receita Federal, as comissões aos médicos são pagas com base em contratos de consultoria, usados como um tapume para ocultar um relacionamento que fere a ética médica. Segundo ele, as comissões podem chegar a 30%.

> **Para evitar problemas com a Receita Federal, as comissões aos médicos são pagas com base em contratos de consultoria, usados como um tapume para ocultar um relacionamento que fere a ética médica.**

O negócio da IOL Implantes Ortopédicos, citada na reportagem, é a venda de materiais para hospitais. Como outras empresas que apareceram envolvidas no escândalo, a IOL também aderiu tardiamente ao Programa Ética Saúde, da ABRAIDI. Fez isso em fevereiro de 2016. Adotou um código de conduta de 26 páginas e incluiu em seu *site* um canal de denúncias. Na reportagem, o gerente da IOL explica ao repórter, que se fez passar por diretor de um hospital público, como fazer para direcionar um edital de concorrência para a compra de dispositivos médicos. Segundo ele, basta incluir no edital alguma característica do implante que seja exclusiva do produto da IOL. E dá como exemplo a especificação do diâmetro dos furos para os parafusos que fixam as próteses.

Gerente da IOL: Geralmente o pessoal tem 10, 12, 14.

Fantástico: Aí, no caso, num edital?

Gerente da IOL: A gente coloca 13.

Fantástico: Como?

Gerente da IOL: Bota 13, 15... 11, 13, 15.

Fantástico: No caso, tem algum acerto depois daí, alguma...

Gerente da IOL: Tem. É o edital, o volume do edital, como vai ser o preço do edital. A única coisa na vida que não dá para negociar é a morte.

A Brumed, de São José do Rio Preto, foi denunciada na reportagem por fraudar concorrências. Como explica o dono da empresa ao repórter, que se apresentara disfarçado de médico ou gestor de um hospital público, o esquema utilizava empresas de fachada para apresentar orçamentos fajutos e justificar a escolha da Brumed como empresa vencedora. Ele dá até o nome dos funcionários que usa como laranjas:

> **Bruno Garisto, dono da Brumed:** Uma está no nome do Rodrigo. Outra está no nome do Hugo.
>
> **Fantástico:** Quem é o Rodrigo?
>
> **Bruno Garisto:** Rodrigo é um de Manaus, funcionário meu que mexe com coluna.
>
> **Fantástico:** E o Hugo?
>
> **Bruno Garisto:** E o Hugo é o que mexe com ortopedia. Vai ter bastante volume?
>
> **Fantástico:** Vai ter. Te garanto.
>
> **Bruno Garisto:** Se tiver bastante volume, dá pra chegar nuns 25.

Outras empresas que se deixaram apanhar foram a Intelimed, de Porto Alegre, Rio Grande do Sul, e a Strehl, de Camboriú, Santa Catarina. O vendedor da primeira explicou que o valor da comissão dependeria das linhas de produtos, variando entre 15% e 20%. O vendedor da Strehl, também sem saber que falava a um repórter, disse-lhe que seria possível ganhar até R$ 20 mil numa cirurgia de face. Deu ainda uma dica sobre um golpe possível: para ganhar uma comissão maior, o médico pode dizer que usou mais próteses do que de fato usou.

> **Representante da Strehl:** No raio X ou qualquer outra coisa, não aparece. Aí você pode inventar, entendeu? Usei seis. [...] Tira o custo do material. E o lucro a gente divide em dois.

As empresas flagradas pela reportagem foram procuradas à época para dar suas explicações ao "Fantástico". A Orcimed afirmou que cobrar comissões se tornou normal no mercado, que sofre boicote de médicos por não aceitar a prática do superfaturamento e que, por isso, deixou de fornecer material para diversas cirurgias. A Oscar Skin informou ter demitido o vendedor que apareceu oferecendo comissão. A Total Medic disse respeitar as tabelas dos planos de saúde e que iria adotar as medidas cabíveis. A Life X não quis se manifestar. A IOL Implantes afirmou que não participa de licitações públicas, que repudia insinuações de fraude e que "a conversa entre o gerente e o repórter aconteceu em ambiente informal e não representa a opinião do fabricante". A Intelimed disse que o representante mostrado na reportagem é funcionário terceirizado e que tomaria as medidas cabíveis. Os representantes da Strehl não foram encontrados.

A poeira das denúncias levadas ao ar no dia 4 de janeiro de 2015 pelo "Fantástico" ainda não tinha baixado quando a tevê começou a anunciar, para o domingo seguinte, dia 11, a segunda reportagem da série. A primeira havia se concentrado em casos de implantes ortopédicos, um dos balcões de negócio prediletos da máfia das próteses. Já a segunda trouxe a público casos igualmente escandalosos, agora de cirurgias e implantes cardíacos[47].

Os esquemas em uma e outra especialidade não diferem: empresas oferecendo vantagens financeiras aos médicos pela indicação de seus produtos; pacientes submetidos a cirurgias e a implantes sem necessidade; fraudes, judicialização etc. Em meio ao circo de horrores, porém, um caso chamou especialmente a atenção: a realização de cirurgias do coração em que os médicos implantaram, nas artérias coronarianas dos pacientes, *stents* farmacológicos com prazo de validade vencido. O motivo não poderia ser mais vil: fabricantes pagam comissões mais gordas pelo uso de materiais nessa condição.

> "Se [o *stent*] está próximo do vencimento ou está vencido, esse valor aumenta. Maior é o valor da propina. No final do mês ele [o médico] pode ter de 20 a 30 mil reais de salário extra."

---

[47] GIOVANI GRIZOTTI. Médicos fazem cirurgias de coração com material vencido para lucrar. **Fantástico**. Rio de Janeiro: Rede Globo, 11 jan. 2015. Disponível em: <http://g1.globo.com/fantastico/noticia/2015/01/medicos-fazem-cirurgias-de-coracao-com-material-vencido-para-lucrar.html>. Acesso em: 26 ago. 2016.

O depoimento é de uma ex-funcionária de uma empresa distribuidora de implantes, e o caso relatado tem nome e endereço: Hospital e Maternidade Marieta Konder Bornhausen, Itajaí, Santa Catarina. Após a denúncia, comprovada por documentos que mostram as comissões pagas a um médico, o hospital abriu sindicância e confirmou que dois pacientes receberam *stents* vencidos. Eles passaram, então, a ser acompanhados por uma equipe do hospital. Entretanto, como saber a dimensão que casos como esses podem tomar?

O golpe do *stent* vencido enriquece o médico mau-caráter, aumenta a receita do hospital, limpa os estoques do fabricante e deixa em sua esteira, como vítimas, os pacientes. Muitos deles obrigados, agora, a conviver com uma nova angústia, porque não sabem se podem confiar no implante que foi feito. Alguns, como revelaram investigações da Polícia Federal, não sabem sequer se os implantes foram feitos. Os médicos que se prestam a esse papel sabem, por dever de ofício, que estão expondo os pacientes ao risco de morte. Os fabricantes e o hospital também. Estão conscientemente consorciados no desprezo pela saúde dos pacientes e, em última instância, no desprezo pela vida humana.

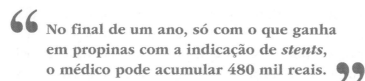

> **❝** No final de um ano, só com o que ganha em propinas com a indicação de *stents*, o médico pode acumular 480 mil reais. **❞**

No balcão de *fast-food* que a indústria de próteses instalou no setor de cirurgias cardíacas, os *stents* são os hambúrgueres e os marca-passos, as batatas fritas. Os *stents* são as pequenas molas que desobstruem as artérias para que o fluxo sanguíneo não seja interrompido. Os marca-passos são pequenos dispositivos eletrônicos que, implantados no paciente, atuam para garantir o ritmo dos batimentos cardíacos disparando pulsos elétricos em direção ao coração.

De acordo com o funcionário de uma distribuidora de dispositivos médicos que deu entrevista ao repórter do "Fantástico" em condição de anonimato, um médico chega a ganhar até 4 mil reais por *stent* colocado. Com dez *stents* num mês, a comissão pode chegar a 40 mil reais. Nessa batida, no final de um ano, o médico pode acumular 480 mil reais só com o que ganha em propinas com a indicação de *stents*. O funcionário acusa não só os médicos, mas também os hospitais, por conivência:

> "Fazem as análises, veem que tem apenas uma obstrução [na artéria do paciente] e colocam dois ou três [*stents*] apenas para ter uma comissão maior."

Os marca-passos são outra grande fonte de propina, como mostrou uma investigação feita pela Polícia Federal na cidade de Uberlândia, em Minas Gerais. De acordo com o delegado da PF, Carlos Henrique Cota D'Ângelo, com produtos de até 80 mil reais chegava-se a porcentagens de até 50%.

Algumas das denúncias apresentadas pela imprensa foram resultado da Operação Desiderato, realizada pela Polícia Federal e pelo Ministério Público. O epicentro da ladroagem era a cidade de Montes Claros, em Minas Gerais. A ação dos mafiosos visava desviar *stents* farmacológicos do SUS para revendê-los em clínicas particulares ou a usuários da assistência pública à saúde, cobrando por fora.

Vimos no capítulo "Mãos sujas no coração do paciente" os requintes de crueldade desse esquema. Quando a comitiva da CPI da Máfia das Órteses e Próteses no Brasil foi a Montes Claros, ouviu o delegado Marcelo Eduardo Freitas, um dos responsáveis pela Operação Desiderato. Em seu depoimento[48], ele ressaltou um outro aspecto odioso da ação da máfia: a realização de procedimentos médicos desnecessários em pacientes para simular a implantação de *stents*.

> "A insegurança gerada por essa prática gerou um fato constrangedor, complicado e ofensivo à dignidade do ser humano, porque não podemos saber se realmente os *stents* foram efetivamente

---

[48] COMISSÃO PARLAMENTAR DE INQUÉRITO – MÁFIA DAS ÓRTESES E PRÓTESES NO BRASIL. *Relatório final*. Brasília: Câmara dos Deputados, 15 jul. 2015. p. 125-134.

implantados naqueles pacientes. E mais ainda: para aqueles que se dignaram a pagar por fora, nós não sabemos se foram implantados os *stents* farmacológicos ou o *stent* convencional."

Segundo o delegado, o grupo de médicos envolvido na farsa criou um estoque paralelo de *stents* para serem usados em pacientes "que se dignaram a pagar por fora". Em alguns casos, os investigadores conseguiram obter a confirmação com o próprio médico. À CPI, o delegado contou o caso da paciente Marli Ângela, um dos que mais chamaram a sua atenção:

"Essa paciente específica, os médicos realmente simularam o procedimento nela, e outro grupo médico foi fazer os exames e constatou: 'Não há *stent* nenhum, embora o SUS tenha pago dois *stents* nessa paciente'."

Isso vinha acontecendo, segundo o delegado, de maneira reiterada, e vários foram os casos citados na investigação.

"Ocorreram óbitos de pacientes que simplesmente acreditavam ter feito procedimentos, mas a realidade é que não tiveram a oportunidade de saber se o procedimento fora, de fato, realizado [...]. Cito o caso do paciente Vadiolano, em que a família pagou 40 mil reais por fora. O paciente veio a óbito [...] e não teve a oportunidade de saber se o procedimento fora, de fato, realizado."

A Polícia Federal identificou também casos de dupla cobrança, muito comuns em pacientes atendidos pelo SUS. O procedimento era custeado pelo SUS, mas os médicos cobravam por fora.

Os investigadores conseguiram firmar dois acordos de delação ou cooperação processual premiada nos quais parte do grupo médico envolvido confirmou as fraudes. Houve indiciamentos por crimes de estelionato em detrimento do Sistema Único de Saúde; falsidade ideológica, especialmente na simulação dos procedimentos; corrupção passiva, no caso dos médicos, e corrupção ativa, no caso do grupo empresarial, além da participação em organização criminosa. Como medida cautelar, solicitou-se que os médicos envolvidos fossem impedidos de dar atendimento a pacientes do Sistema Único de Saúde, o que foi acatado pela Justiça.

As investigações cobriram o período de 2011 a 2015, mas, segundo o delegado Freitas, essas práticas vinham de antes. Ele disse acreditar também que a questão não é local, mas um problema generalizado em todo o país. Segundo ele, os grupos empresariais são o centro das fraudes em todo o território nacional.

> "Nós temos que criar um mecanismo de impedir que essas empresas paguem para os médicos essas supostas bonificações, que na verdade são propinas. [...] Nós não podemos permitir que essas bonificações venham a acontecer de maneira tão natural como têm acontecido."

Indiciamentos recomendados pelas CPIs

As CPIs da Câmara dos Deputados e da Assembleia Legislativa do Rio Grande do Sul, depois de analisar as denúncias, propuseram o indiciamento de médicos, advogados, donos e funcionários de empresas, além de gestores públicos supostamente envolvidos com a máfia das próteses. O indiciamento não equivale ao julgamento, mas à constatação de que há indícios de autoria e materialidade de crime; os indiciados, por isso, devem ser investigados e, uma vez comprovadas as denúncias, julgados.

Foram os seguintes os crimes a eles atribuídos pelas CPIs, com base na tipificação do Código Penal:

- **Estelionato:** reclusão de um a cinco anos e multa, com o aumento de um terço quando o crime é cometido em detrimento de entidade de direito público ou de instituto de economia popular, assistência social ou beneficência (Art. 171).
- **Falsificação de documento particular:** reclusão de um a cinco anos e multa (Art. 298).
- **Lesão corporal:** detenção de três meses a um ano (Art. 129).
- **Associação criminosa:** reclusão de um a três anos (Art. 288).
- **Falsidade ideológica:** reclusão de um a cinco anos e multa, se o documento é público, e reclusão de um a três anos e

multa, se o documento é particular; se o agente é funcionário público e comete o crime prevalecendo-se do cargo, ou se a falsificação ou alteração é de assentamento de registro civil, aumenta-se a pena de sexta parte (Art. 299).
- **Uso de documento falso:** pena cominada à falsificação ou à alteração (Art. 304).
- **Peculato:** reclusão de dois a doze anos e multa (Art. 312).
- **Concussão:** reclusão de dois a oito anos e multa (Art. 316).
- **Corrupção passiva:** reclusão de um a oito anos e multa; acréscimo de um terço se, em consequência da vantagem ou promessa, o funcionário retarda ou deixa de praticar qualquer ato de ofício ou o pratica infringindo dever funcional; se o funcionário pratica, deixa de praticar ou retarda ato de ofício, com infração de dever funcional, cedendo a pedido ou influência de outrem, a pena será de detenção de três meses a um ano ou multa (Art. 317).
- **Corrupção ativa:** reclusão de dois a doze anos e multa. A pena é aumentada de um terço se, em razão da vantagem ou promessa, o funcionário retarda ou omite ato de ofício, ou o pratica infringindo dever funcional.

Ao todo foram feitas quinze recomendações de indiciamento – dez pela CPI da Câmara dos Deputados e sete pela CPI da Assembleia Legislativa do Rio Grande do Sul, sendo que duas pessoas foram acusadas por ambas as CPIs[49].

---

[49] COMISSÃO PARLAMENTAR DE INQUÉRITO – MÁFIA DAS ÓRTESES E PRÓTESES NO BRASIL. *Relatório final*. Brasília: Câmara dos Deputados, 15 jul. 2015. p. 193-198.
COMISSÃO PARLAMENTAR DE INQUÉRITO DAS PRÓTESES E DOS MEDICAMENTOS. *Relatório final*. Porto Alegre: Assembleia Legislativa do Estado do Rio Grande do Sul, 2016. p. 438-454.

Medicina de balcão e advocacia de porta de hospital

NO FLUXOGRAMA DOS ESQUEMAS da máfia da saúde, a ação inicial é do fabricante de próteses ou de seu representante comercial, e consiste em conquistar a cumplicidade do médico à custa de propinas. A ação seguinte é do médico, que, para fazer jus à propina, se empenha em convencer o paciente a submeter-se a um implante. O terceiro passo é assegurar que a fonte pagadora – o SUS, a seguradora ou a operadora de plano de saúde – autorize o procedimento e aprove o orçamento.

Neste ponto, o fluxograma se bifurca. Se não houver oposição, faz-se o implante, cada um embolsa sua parte e a operação se encerra do ponto de vista comercial. Entretanto, se houver o risco de negativa de cobertura (por razões contratuais ou legais) ou de questionamento quanto ao preço, à prótese ou à conduta indicada, o médico deve entrar novamente em ação. Desta vez para convencer o paciente a recorrer à Justiça para forçar o operador, público ou privado, a bancar a cirurgia e seus implantes tal como planejado. O paciente é então encaminhado a certos advogados especialistas em fazer falcatruas para obter decisões que favoreçam os planos da máfia.

Deixemos claro que, no entender do autor, o direito à Justiça é uma conquista democrática da cidadania. É legítimo que o beneficiário do plano de saúde ou o usuário do sistema público procure a Justiça sempre que se sentir lesado ou quando não houver consenso sobre o que é ou não seu direito. Mas não é esse o espírito que embala os casos em que a máfia da saúde está envolvida. Não é a preocupação com os direitos ou mesmo com a saúde do paciente que leva o médico a sugerir-lhe o caminho da judicialização. O que ele busca, em geral, é obter um aval da Justiça para realizar um procedimento que, por um ou vários motivos, poderia ser contestado pelo SUS ou pelo plano de saúde.

Vejamos os motivos pelos quais esses pedidos de procedimentos costumam ter elementos que poderiam ensejar questionamento ou negativa:

- **Inadequação da indicação clínica**

    Procedimentos complexos e caros, como cirurgias com um ou mais implantes, podem levar o plano de saúde a solicitar a um perito que analise o caso do paciente. Para a máfia, isso pode arruinar tudo. O perito pode descobrir, por exemplo, que a cirurgia não é necessária, podendo ser substituída por um tratamento conservador e menos arriscado para o paciente (como fisioterapia, acupuntura e reeducação postural, em casos de coluna). Pode também pôr em dúvida se a tecnologia proposta é a mais adequada. Ou, ainda, questionar o fato de o médico indicar o uso de uma marca específica de prótese (a do fabricante que paga propina, claro), quando, pelas normas legais, deveria informar apenas as especificações, deixando a cargo da operadora a cotação de preços de marcas variadas.

    Nada disso interessa à máfia. Fabricantes e médicos não têm interesse em ver a sua presa, o paciente, escapar da cirurgia para tratar-se com terapias mais conservadoras.

- **Orçamento muito acima dos preços praticados no mercado**

    A operadora de plano de saúde ou o SUS podem recusar o orçamento apresentado pelo médico, se considerarem o valor muito acima do padrão de mercado. No esquema da máfia, isso ocorre com frequência. Os preços das próteses são inflados, pois são superfaturados e embutem margens generosas de lucro para o fabricante, mais uma porcentagem igualmente generosa para o distribuidor, mais a propina do médico, a comissão do hospital etc. Com tudo isso, o custo estimado para o serviço se torna irreal. Se o plano de saúde e o SUS se recusarem a pagar por procedimentos que apresentam preços escandalosos, podem pôr a perder as ações da quadrilha.

- **Procedimentos não cobertos pelo plano e produtos não aprovados pela Anvisa**

    Quando o procedimento indicado pelo médico não está incluído no rol de procedimentos obrigatórios da ANS, ou não está previsto no contrato do plano de saúde, a operadora tem um motivo legítimo para recusar a cobertura. Essa regra é como água na fervura para a indústria de dispositivos médicos, que tem como uma de suas estratégias de negócio manter um ritmo acelerado de lançamentos e de incorporação de tecnologias, muitas delas apenas cosméticas. É uma forma de turbinar os ganhos. Os produtos chegam sempre com preços mais elevados e têm um período de vida curto. É preciso buscar o retorno em curto prazo, e a pressa é tanta que o fabricante quer vender e ganhar antes mesmo de demonstrar a sua efetividade. Não se pode esperar, para começar a vender, pela aprovação dos órgãos locais ou pela inclusão no rol da ANS. Resta, então, tentar contornar a possível reação do plano de saúde ou do SUS.

Essa é a mágica que cabe aos advogados da máfia; para tanto, recorrem a prestidigitações jurídicas e, quase como regra, à fraude. O instrumento jurídico preferido para encaminhar esses casos é o pedido de liminar, assim explicada no Glossário Jurídico do Supremo Tribunal Federal (STF)[50]:

> A medida liminar é a decisão que analisa um pedido urgente. É uma decisão precária, uma vez que a medida pode ser revogada e o direito sob análise pode ou não ser reconhecido no julgamento de mérito da causa. Tem como requisitos o *fumus bonis iuris* (quando há fundamentos jurídicos aceitáveis) e o *periculum in mora* (quando a demora da decisão causar prejuízos).

Nas mãos da máfia, o propósito da liminar – defender o cidadão cujo direito corre perigo iminente e que pode acarretar danos irreversíveis – é distorcido para obter-se outro efeito.

---

[50] SUPREMO TRIBUNAL FEDERAL. **Glossário Jurídico**. Disponível em: <http://www.stf.jus.br/portal/glossario/verVerbete.asp?letra=L&id=185>. Acesso em: 13 maio 2016.

O instrumento é muito conveniente aos mafiosos, pois o pedido de liminar obriga o juiz a decidir em curtíssimo prazo sobre uma matéria complexa, de ordem médica (que ele evidentemente não domina, por ser um especialista em direito e não em medicina), que tem como apelo emocional o fato de poder afetar a saúde e a vida do paciente, autor da ação.

Médico e advogado que participam do esquema trabalham em dobradinha. Ao advogado cabe montar um processo que induza o juiz a acatar o pedido de liminar, ainda que, de fato, não haja razões efetivas para isso. O médico, por sua vez, usa de sua autoridade profissional para atestar nos autos, mesmo contrariando a verdade, que o procedimento cirúrgico e o implante são de fato imprescindíveis e inadiáveis, e que, se não forem realizados de imediato, há o tal risco de danos irreversíveis para o paciente. Cria-se, assim, uma pressão enorme sobre o juiz que analisará o pedido de liminar, de forma que ele, mesmo na dúvida, seja induzido a decidir em favor dos interesses da gangue, pensando que decide em favor do paciente.

> " Cria-se uma pressão enorme sobre o juiz que analisará o pedido de liminar, de forma que ele, mesmo na dúvida, seja induzido a decidir em favor dos interesses da gangue, pensando que decide em favor do paciente. "

Claro que a outra parte – o SUS ou a operadora de saúde – pode pedir, em instância superior, que o Tribunal reconsidere a questão. Mas isso leva um certo tempo, em geral suficiente para que o médico realize o procedimento, consumando o fato antes de um novo pronunciamento da Justiça. São comuns os pedidos de liminar feitos no final das sextas-feiras, na expectativa de que a decisão seja proferida à noite, estando o procedimento cirúrgico pré-agendado para o sábado seguinte.

Alguns dos casos levantados pela imprensa e pelas investigações realizadas pela Polícia Federal ou no âmbito das CPIs ilustram esse modo de operar.

Justiça *versus* judicialização

O CASO DA PACIENTE de 82 anos citado no capítulo "Fraudes para enganar a Justiça", e da cirurgia de 576 mil reais que a máfia das próteses planejara para ela, não se encerrou com a decisão do desembargador Ney Wiedemann Neto de impedir o procedimento. Esse episódio, ao contrário, despertou uma reação da Justiça do Rio Grande do Sul contra os grupos que vinham tentando manipulá-la em favor de seus interesses escusos. Como o desembargador relatou, ele se deu conta de que, como ele, muito juízes ainda enfrentavam as questões da saúde embalados por uma visão romântica e idealizada dos médicos e dos pacientes, como se aqueles fossem todos devotados à causa da cura e estes agissem sempre de boa-fé.

> "Numa primeira leitura, esse era o paradigma. Nós não supúnhamos, nós não imaginávamos que aqueles pedidos poderiam estar sendo veiculados de má-fé, com escolha de material, escolha de marca, pedidos superfaturados, pedidos de materiais exagerados, algumas coisas que nem seriam necessárias só para aumentar o preço."

Segundo o desembargador, coisas assim não costumavam passar pela cabeça dos juízes. O que prevalecia era a ideia de que deviam dar proteção ao doente, muitas vezes hipossuficiente e vulnerável, em ações contra a União, os Estados e os Municípios, o SUS e também os planos de saúde.

Para combater essa visão exageradamente ingênua, o Tribunal expediu uma circular para todos os juízes do Rio Grande do Sul com a recomendação de que, antes de decidir sobre pedidos de liminares, consultassem o médico perito. Não para uma perícia no paciente, porque não haveria tempo, mas para uma breve perícia em formato de parecer que subsidiasse a decisão do juiz. Além disso, sugeriu que fossem estabelecidos convênios com associações médicas para a emissão de pareceres que pudessem ajudar os juízes a decidir sobre pedidos de liminares com algum embasamento científico. Essa iniciativa foi seguida, depois, pela criação do Núcleo de Assessoramento Técnico em Saúde (NAT), atendendo recomendação feita pelo Conselho Nacional de Justiça a todos os tribunais.

De tanto estudar casos de órteses e próteses e dialogar com médicos especialistas, Wiedemann passou a entender também que, em muitos casos, a alegada urgência do paciente em ser submetido a tal ou qual procedimento não passa de balela.

> "Estudando especificamente esses casos de próteses e órteses ortopédicas e dialogando com médicos especialistas, os médicos me explicaram que não há urgência nisso, que o único caso de urgência a que um juiz deveria dar a liminar, [...] o mais rápido possível, seria o caso de um acidente de trânsito ou de uma queda. Um trabalhador que caiu de um andaime, caiu de um prédio de vários metros, uma pessoa que se fraturou toda num acidente de trânsito e está num estado de emergência ou de urgência, aí ninguém vai pedir liminar. Essa pessoa vai ser prontamente socorrida, sua vida será salva na emergência de um hospital.
>
> "Essas situações todas que chegam ao Judiciário – e muitas são fraudes – são situações eletivas. A situação eletiva é aquela que pode esperar um pouco, não se precisa decidir no mesmo dia."

Como ele diria mais tarde, diante da CPI da Câmara, o que se tem visto, inclusive através da imprensa, é a ação de uma "organização criminosa nacional, embora pulverizada em diversos núcleos, em diversas quadrilhas".

> "O que se vê [...] é isto: atravessadores, intermediários, superfaturamentos que, ao fim e ao cabo, estão lesando a todos nós, a sociedade. Lesam o SUS, o Orçamento da União, dos Estados e dos Municípios, cujos recursos públicos são desviados. Recursos que poderiam ser destinados a curas de doenças, a medicamentos, a tratamentos, a criação de leitos hospitalares, a vacinação, são

desviados sem motivo algum, porque são demandas artificiais ou superfaturadas. Lesam os planos de saúde, que também perdem os recursos do seu orçamento para os tratamentos dos conveniados, muitas vezes precisando até mesmo cobrar mais. Às vezes, perante a ANS, precisam solicitar o aumento da contribuição dos associados dos planos de saúde porque seus recursos foram drenados. Lesam os particulares – ainda há alguns que poderiam pagar com a sua poupança esse tipo de tratamento, quando ele é indevido – e podem lesar a saúde pública."

> 'O que se vê [...] é isto: atravessadores, intermediários, superfaturamentos que, ao fim e ao cabo, estão lesando a todos nós, a sociedade.' (Depoimento do desembargador Ney Wiedemann Neto à CPI da Câmara dos Deputados.)

A convivência com processos da área de saúde, num dos fóruns mais ativos do país – o do Rio Grande do Sul –, deu ao dr. Wiedemann a condição de observador privilegiado da cena judiciária nas questões da saúde. Num artigo que escreveu sobre "O direito à saúde e o Poder Judiciário"[51], dirige o nosso olhar para além das partes diretamente envolvidas nas disputas jurídicas, para além do beneficiário *versus* plano de saúde ou do cidadão *versus* SUS, assistidos por médicos e advogados. Há, segundo ele, muitos "atores ocultos", como a indústria de medicamentos ou de órteses e próteses, associações de doentes, médicos e fornecedores. E a atuação dessas partes interessadas, longe dos olhos do público, pode levar a distorções e práticas que se prestam a desvios. Por exemplo, a utilização da Justiça "como um meio operacional de incorporação de tecnologias e disseminação do seu uso em escala comercial, muitas vezes de medicamentos não essenciais ou não garantidos em termos de eficácia e segurança".

---
[51] WIEDEMANN NETO, Ney. O direito à saúde e o Poder Judiciário. Porto Alegre: AJURIS, 20 jul. 2015. Disponível em: <http://www.ajuris.org.br/2015/07/20/o-direito-a-saude-e-o-poder-judiciario/>. Acesso em: 6 out. 2016.

Ele alerta também, no artigo, para relações perigosas que muitas vezes se estabelecem no setor de saúde:

> Pode haver, de modo antiético, a atuação dirigida da indústria farmacêutica e de órteses e próteses, por exemplo, sobre médicos, com modos de agir que podem influenciar as prescrições médicas e de tratamentos. Há médicos que podem induzir ações e influenciar decisões judiciais.

Conclui questionando uma das premissas que está na origem de muitas decisões envolvendo ações na saúde:

> O Poder Judiciário não pode considerar incontestável a prescrição médica. Deve equilibrar os interesses antagônicos derivados da tentativa de incorporação acrítica de novas tecnologias e da racionalidade científica que deve ter a sua incorporação.

A indústria de liminares patrocinada pela máfia da saúde ganhou tamanha proporção no Rio Grande do Sul que o Ministério Público decidiu fazer uma operação "pente fino", na qual identificou pelo menos 65 pedidos de liminares suspeitos. Diante do tamanho e da gravidade do que foi apurado, o desembargador João Barcelos de Souza Júnior, do Tribunal de Justiça do Rio Grande do Sul, deixou claras a estupefação e a revolta no Judiciário:

> "[...] no momento em que se encontram situações em que pessoas [...] buscam o Poder Judiciário para realizar uma fraude e conseguir com isso auferir grandes lucros, significa que o sistema está desmoralizado e que estão, inclusive, brincando com o Judiciário. É lamentável[52]."

O esquema se beneficia da boa-fé dos juízes e da tendência louvável que predomina nessas esferas de procurar favorecer a parte mais frágil em uma disputa. Na demanda de uma pessoa doente contra uma empresa, muitas vezes uma grande ope-

---

[52] GRIZOTTI, Giovani. Máfia das próteses coloca vidas em risco com cirurgias desnecessárias. **Fantástico**. Rio de Janeiro: Rede Globo, 4 jan. 2015. Disponível em: <http://g1.globo.com/fantastico/noticia/2015/01/mafia-das-proteses-coloca-vidas-em-risco-com-cirurgias-desnecessarias.html>. Acesso em: 5 out. 2016.

radora ou seguradora de saúde, ou então contra o Estado, no caso do Sistema Único de Saúde, compreende-se que no íntimo do magistrado a balança penda com mais facilidade para o lado da primeira.

> A Constituição estipula que a saúde é direito de todos e dever do Estado [...]. A Carta Magna, contudo, não diz que haverá recursos infinitos para tal prestação, como no caso de fornecimento gratuito de remédios.
> (Editorial da *Folha de S. Paulo*, 21 abr. 2016.)

Fatores de ordem constitucional têm contribuído para criar um ambiente favorável à judicialização da saúde, que é instrumentalizada pelos interesses de fabricantes e de médicos por eles cooptados.

Um desses fatores é a falta de um arcabouço jurídico que estabeleça os limites do direito à saúde, tal como estabelece a Constituição de 1988, Artigo 196:

> A saúde é direito de todos e dever do Estado, garantido mediante políticas sociais e econômicas que visem à redução do risco de doença e de outros agravos e ao acesso universal e igualitário às ações e serviços para sua promoção, proteção e recuperação.

O princípio constitucional transformou-se na chave que abriu os cofres públicos para custear o tratamento de saúde a quem quer que fosse à Justiça reivindicá-lo. E se, em muitos casos, veio desfazer injustiças, em outros acabou patrocinando todo tipo de exageros, a ponto de desequilibrar o orçamento do Ministério da Justiça e das Secretarias Estaduais e Municipais de Saúde. As contradições e limites postos por esse princípio foram abordados em editoriais dos jornais *Folha de S. Paulo* e *O Estado de São Paulo*, numa clara evidência de amadurecimento da sociedade no trato de um tema tão delicado.

Vejamos um trecho do editorial "Moléstia judicial", publicado na *Folha* em 21 de abril de 2016:

> A Constituição estipula que a saúde é direito de todos e dever do Estado, garantido mediante políticas que visem, entre outros objetivos nobres, ao acesso universal e igualitário aos serviços do Sistema Único de Saúde (SUS). A Carta Magna, contudo, não diz que haverá recursos infinitos para tal prestação, como no caso de fornecimento gratuito de remédios.
>
> O SUS tem uma lista de medicamentos aprovados que leva em conta evidência de eficácia e impacto econômico das inovações. Uma noção delirante de acesso universal, contudo, vem pondo esse sistema racional de pernas para o ar, com a proliferação de decisões judiciais que o subvertem[53].

Os dados apresentados pelo editorialista são preocupantes. Em quatro anos, o Ministério da Saúde viu seus gastos para cumprir determinações da Justiça saltarem 500%, alcançando 1 bilhão de reais em 2015 (pouco mais de 1% do custeio no ano). Números igualmente assustadores são os da Secretaria da Saúde do Estado de São Paulo, citados no texto: "Há hoje 47,8 mil decisões em cumprimento, que impõem despesa adicional estimada em 1 bilhão de reais para medicamentos e materiais". Em seguida, conclui:

> Salta aos olhos a iniquidade resultante da judicialização desenfreada. O conceito distendido de direito à saúde praticado por juízes, mesmo que com a melhor das intenções, conduz ao oposto do ideal de justiça, pois terminam favorecidos aqueles com mais meios de recorrer a tribunais, em detrimento da massa de pacientes.

Vai na mesma direção o editorial "Judicialização da saúde", publicado no *Estadão* em 9 de maio de 2016, sublinhando os efeitos negativos do fenômeno sobre os planos de saúde, com base em estudo do departamento econômico da Abramge (Associação Brasileira de Planos de Saúde).

---

[53] Moléstia judicial. In: *Folha de S. Paulo*, Opinião, 21 abr. 2016. Disponível em: <http://www1.folha.uol.com.br/opiniao/2016/04/1763301-molestia-judicial.shtml>. Acesso em: 10 maio 2016.

O problema da judicialização da saúde continua a se agravar, tanto com ações contra os planos como contra municípios, Estados e a União. Em uns, clientes insatisfeitos reclamam atendimentos os mais diversos. Em outros, pedem acesso a tratamentos e medicamentos caros, nacionais ou importados, não oferecidos pela rede de saúde pública. Em ambos os casos, nos termos em que a questão está posta, a satisfação de uns pode representar prejuízos para os demais, o que não é aceitável.

Estimativa feita pela Associação Brasileira de Planos de Saúde (Abramge) sobre o gasto desse setor para atender a demandas judiciais dá uma ideia, como mostra reportagem do *Estado*, da dimensão que o problema está adquirindo. Ele dobrou nos últimos dois anos, pulando de 558 milhões de reais em 2013 para 1,2 bilhão no ano passado. Uma despesa que segundo essa entidade desequilibra o setor de saúde privada e acaba por prejudicar os próprios clientes, já que ela é repassada para as mensalidades[54].

O impacto desses custos, lembra o editorial, tem alarmado também os gestores públicos, levando o secretário de Saúde, David Uip, a advertir para o risco de que o problema se torne "inadministrável".

Quem paga a conta, nesse caso, é o conjunto da população com seus impostos. Todos têm o direito de buscar os remédios e tratamentos de que precisam, mas, como os recursos são escassos, em muitos casos isso acaba por se tornar possível apenas em detrimento dos que não têm meios para recorrer à Justiça, o que é inaceitável.

---

[54] Judicialização da saúde. *O Estado de São Paulo*, Opinião, 9 maio 2016. Disponível em: <http://opiniao.estadao.com.br/noticias/geral,judicializacao-da-saude,10000049836>. Acesso em: 10 maio 2016.

A saúde contra a máfia

A ESCALADA DOS GASTOS com órteses, próteses e materiais especiais (OPME) tornou-se uma pedra muito grande no sapato dos planos de saúde. Tão grande que, a partir de certo momento, o setor privado passou a reagir, por ação das empresas de Saúde Suplementar, das entidades ou grupos de entidades. A reação ocorreu à medida que se tornava claro que os preços elevados das OPME não resultavam só da incorporação de novas tecnologias e da sofisticação dos dispositivos. Havia uma mão invisível que tornava artificiais e muitas vezes obscenos os preços desse material. As investigações das autoridades e da imprensa mostraram, posteriormente, que essa mão era a da máfia das próteses.

Os primeiros movimentos para pôr limites à onda de aumento nos preços e ao uso descontrolado de OPME partiram do sistema de cooperativas de saúde Unimed. A teia de 20 milhões de clientes da Unimed começou a balançar com o excesso de gastos com próteses e "quetais". O problema pode ser observado ao verificar os números de uma de suas associadas, a Central Nacional Unimed (CNU): em 2010, com 1 milhão de beneficiários, essa unidade gastou 76,6 milhões de reais com OPME; em 2014, com 1,6 milhão de beneficiários, o gasto foi a 252,5 milhões de reais. O custo por beneficiário mais que dobrou.

O aumento ocorreu a despeito das muitas providências que vinham sendo tomadas para contê-lo. Desde 2009, a Unimed do Brasil mantinha um comitê técnico, de âmbito nacional, para tratar do assunto com os fornecedores. Chamava os fabricantes e distribuidores para negociar e lhes propunha a adoção de uma tabela, com valores que a empresa considerava justos, tendo em conta sua massa de clientes. Quem topava, assinava um contrato; quem não topava não vendia nem um parafuso para nenhuma Unimed.

Segundo dados apresentados à CPI da Câmara dos Deputados por Eudes de Freitas Aquino[55], presidente da Unimed, com essa estratégia o orçamento para a compra de insumos caiu de 1,23 bilhão de reais para 584 mil no período de 2009 a 2014. Nesse importante depoimento aos parlamentares, Aquino chamou a atenção para as exorbitâncias desse mercado, não apenas para o sistema Unimed, mas para a nação brasileira:

> "São números sempre grandes, assustadores. Se nós pagássemos tudo isso sem discutir, não estaríamos mais com as portas abertas, eu garanto. Aqui são alguns dados que chamam muito a atenção. Aqui é um exemplo: um orçamento de 90 mil reais, com uma redução de 43%, cai para 62 mil, depois de negociado. Isso para um mesmo produto, com o mesmo fornecedor, mas em dias diferentes. Aqui, um outro: 45 mil caem para 8.700, 417% de diferença, às custas de um telefonema. [...] Outro caso com o orçamento inicial de 260 mil reais, que, finalmente, chegou, depois de negociação, a 146 mil reais. Evitou-se pagar, abusiva e desnecessariamente, 260 mil. Agora, imaginem isso repetido, Brasil afora, todos os dias."

As operadoras ligadas à Abramge – associação junto à qual encabecei um projeto contra a atuação da chamada "máfia das próteses" – tomaram consciência do tamanho do problema quando começamos a analisar as contas de material médico das empresas, chamadas "contas mat-med", em 2014. Uma de nossas primeiras atitudes em relação a isso foi exigir maior transparência no processo de comercialização. As operadoras associadas começaram a se insurgir contra os esquemas armados entre fabricantes, distribuidores e médicos, algumas vezes debaixo do nariz dos hospitais. Passamos a denunciar o sistema de exclusi-

---

[55] DEPARTAMENTO DE TAQUIGRAFIA, REVISÃO E REDAÇÃO. NÚCLEO DE REDAÇÃO FINAL EM COMISSÕES. CPI - Máfia das Órteses e Próteses no Brasil. Reunião n. 0494/15. Brasília: Câmara dos Deputados, 6 maio 2015. p. 13-19.

vidade que a indústria criou para manipular os mercados. Entre outros pontos, expus a questão em meu depoimento à CPI da Câmara[56], sublinhando o absurdo da situação dos contratos de exclusividade como disfarce das práticas de cartel:

"Nós, da Abramge, tomamos algumas medidas fundamentais. Uma delas é processar a indústria americana – já contratamos um escritório nos Estados Unidos para tal. O simples fato de a indústria americana permitir que se faça em nosso país o que estão fazendo seus distribuidores é inaceitável, pela lei americana. E está no contrato a prova do crime: chama-se exclusividade. Os distribuidores têm zonas, têm capitanias hereditárias, têm Estados exclusivos, territórios exclusivos. Se no território X o produto custa 10 e no território Y custa 20, eu não posso comprar aquele produto do mesmo fabricante no território mais barato. Então, os senhores vejam a complexidade."

'Os distribuidores têm zonas, têm capitanias hereditárias, têm Estados exclusivos, territórios exclusivos. Se no território X o produto custa 10 e no território Y custa 20, eu não posso comprar aquele produto do mesmo fabricante no território mais barato.' (Pedro Ramos, diretor da Abramge, em depoimento à CPI.)

O setor também já havia identificado, na febre de ações judiciais contra os planos de saúde e contra o SUS, uma anormalidade que indicava a influência de interesses escusos – os mesmos que agora já estão sendo percebidos como ação das máfias das próteses e dos medicamentos – e as digitais de médicos comprometidos com esses esquemas criminosos.

"Nós não temos ainda, no Brasil – e eu espero que esta CPI chegue a isso –, uma lei que criminalize a propina médica [...]. Os médicos hoje usam contratos de assessoria para as empresas fabri-

---

[56] Depoimento de Pedro Ramos, diretor da Abramge. In: DEPARTAMENTO DE TAQUIGRAFIA, REVISÃO E REDAÇÃO. NÚCLEO DE REDAÇÃO FINAL EM COMISSÕES. CPI - Máfia das Órteses e Próteses no Brasil. Reunião n. 0494/15. Brasília: Câmara dos Deputados, 6 maio 2015. p. 19-26.

cantes e distribuidoras. O médico agora virou assessor de não sei o quê. E aí recebe 100 mil ou 200 mil reais por mês e, na hora de fazer uma cirurgia, exige que seja com aquele distribuidor; não é nem com aquele fabricante, é com aquele distribuidor. Claro que do outro lado nós [dos planos de saúde] negamos e dizemos: 'Isso não é possível, isso é muito caro, há diferença de preço'. E o próprio médico já indica o advogado. Nós estamos vivendo no Brasil uma situação atípica. Quando eu entrei na faculdade de Direito, existia o advogado de porta de cadeia. Hoje existe o advogado de porta de hospital, que está ali para entrar com pedido de liminar. E é essa avalanche."

O mesmo desconforto com as distorções no mercado de OPME atingiu as empresas de autogestão em saúde. E elas trouxeram a questão para o debate público. Denise Eloi, presidente da União Nacional das Instituições de Autogestão em Saúde (Unidas), em artigo de dezembro de 2014[57], alertava para o peso desmesurado das próteses sobre os custos assistenciais. Em condições normais de mercado, dizia ela, os preços elevados de produtos que envolvem tecnologia avançada e sua crescente utilização ("que pode ser atribuída aos avanços da medicina nos tratamentos e também ao fato de que os planos de saúde tornaram esses tratamentos acessíveis a uma maior parcela da população") já seriam causa de enorme impacto sobre os gastos:

> O problema aparece, numa ponta, nas grandes e dificilmente justificáveis variações entre os preços de produtos similares, e por vezes até iguais. Uma das causas dessas discrepâncias está na forma como as OPME são comercializadas. Nesse segmento, a produção envolve, em muitos casos, artigos protegidos por patentes exclusivas (o que gera situações de monopólio), e a comercialização dos produtos, no Brasil, é marcada pela baixa concorrência na importação e distribuição.
>
> A questão se complica, na ponta do atendimento médico-hospitalar, pela falta de diretrizes sobre a utilização de OPME nos

---

[57] ELOI, Denise. OPMEs e os custos da assistência. In: *Saúde Business* – Revista digital, 8 dez. 2014. Disponível em: <http://saudebusiness.com/noticias/opmes-e-os-custos-da-assistencia/>. Acesso em: 7 jul. 2016.

procedimentos, baseadas na melhor relação de custo e efetividade para o tratamento dos pacientes. Quando o hospital ou a clínica apresentam a conta, o plano de saúde pode questionar aqui e ali, mas não tem autoridade para julgar se o que foi feito e o material usado atendiam ao melhor critério de custo e efetividade, se era necessário usar esta ou aquela OPME, de tal ou qual marca e se não havia exagero na quantidade empregada. Resta-lhe simplesmente pagar a conta.

Com a combinação de outros fatores, incluindo irregularidades como o pagamento de propinas a médicos por parte de fabricantes, a situação se agrava – e muito:

> A tempestade fica perfeita quando entra em cena outro problema, gravíssimo, que é o vício de alguns maus profissionais que se dispõem a receber pagamentos de fabricantes ou distribuidores em troca da prescrição de determinados produtos ou marcas. Esses mimos são chamados, à boca pequena, de "chocolates". Pois bem, quando se combinam "chocolates", preços artificiais (de um mercado em que quase não há concorrência), falta de diretrizes sobre o uso mais adequado das OPME e falta de informação para os clientes que pagam a conta, o resultado é a cena que temos diante de nós: custos cada vez mais altos, planos cada vez mais caros, ameaça de crise.

Situações extravagantes, como a de uma prótese de quadril cujo preço pode variar 3.000% (de 5 mil a 150 mil reais, segundo relatou a consultora Andrea Bergamini à CPI da Câmara dos Deputados), vinham colocando em estado de choque as empresas pagadoras, ou seja, as operadoras de planos de saúde, e colocando pressão sobre os gastos da população em razão da elevada inflação médica.

Em reportagem do *Jornal do Commercio* publicada em 14 de março de 2014[58], Marcio Coriolano, então presidente da Federação Nacional de Saúde Suplementar (FenaSaúde), entidade que representa 18 grupos de operadoras de planos privados, atri-

---

[58] CORIOLANO, Marcio; ALVES, Sandro Leal. Inflação impõe um desafio à saúde suplementar. Rio de Janeiro: *Jornal do Commercio*, 14 mar. 2014. Disponível em: <http://www.unimed.coop.br/pct/index.jsp?cd_canal=67694&cd_secao=67692&cd_materia=369669>. Acesso em: 25 jul. 2016.

buiu às OPME boa parte da responsabilidade pelo custo crescente da assistência à saúde:

> [...] a inflação médica é outro problema que já bate à porta das operadoras recorrentemente. Isso porque a inflação médica continua descolada da inflação que mede os demais preços da economia, pressionando os custos das empresas. "Isso ocorre principalmente por razões de ordem tecnológica, mas também tem grande influência da cadeia de insumos e da frequência de uso", explica ele [Marcio Coriolano], para quem há urgência por mais transparência na formação dos custos assistenciais, especialmente na indústria de materiais e medicamentos. Em 2012, as despesas assistenciais das associadas à Federação Nacional de Saúde Suplementar (FenaSaúde) somaram 30,5 bilhões de reais. Mais da metade destas despesas (15,8 bilhões) foi devida a internações, sendo cerca de 66% destes custos provenientes de órteses, próteses e materiais de alto custo.

Como contribuição ao debate, a FenaSaúde atacou a questão da incorporação tecnológica, um manto com o qual os fabricantes de OPME cobrem, muitas vezes, manobras feitas apenas para elevar os preços dos produtos, por meio de mudanças cosméticas. Propôs, então, que a ANS criasse uma câmara técnica para avaliar e discutir a incorporação tecnológica, segundo critérios de custo-efetividade.

Diante dos custos crescentes percebidos pelas empresas do setor, aspectos que envolvem a comercialização e o uso de OPME passaram a ser objeto do escrutínio de consultorias e institutos de pesquisa.

A empresa de consultoria Orizon realizou um estudo em que mostra, etapa por etapa, como um produto que custa 2.096 reais na fábrica chega até os planos de saúde por 18.362 reais, graças à generosa distribuição de margens de lucro e comissões que a falta de concorrência e a manipulação do mercado propiciam. Como bem lembrou Eudes de Freitas Aquino em seu depoimento à CPI, "os preços podem variar até 1.000%, às vezes até mais do que 1.000%, de acordo com o humor de quem vende, com o tamanho dos percalços na cadeia de corrupção, numa soma progressiva até chegar a esse preço final".

'Os preços podem variar até 1.000%, às vezes até mais, de acordo com o humor de quem vende, com o tamanho dos percalços na cadeia de corrupção, numa soma progressiva até chegar a esse preço final.' (Eudes de Freitas Aquino, presidente da Unimed, em depoimento à CPI.)

Dados a respeito dos custos com OPME também foram reunidos em um estudo do Instituto de Estudos de Saúde Suplementar (IESS), baseado no histórico de gastos de uma empresa de autogestão. O trabalho mostra que os custos com OPME passaram de 30% para 38,6% do total das despesas hospitalares[59].

Estudo mais amplo, realizado pelo mesmo IESS em 2013 e divulgado em fevereiro de 2014, faz uma análise dos problemas enfrentados pelo sistema de saúde nos Estados Unidos e das soluções adotadas, ao mesmo tempo que traça um paralelo com a saúde no Brasil. O resultado dessa comparação é fecundo e continua pertinente. Várias das principais questões que estão postas para a Saúde Suplementar e para a assistência pública têm ali uma indicação dos caminhos que podem ser seguidos para superá-las. Embora não sejam o tema central do estudo, as OPME e os vícios desse mercado aparecem em cena, reflexo da preocupação que ia tomando conta do setor. Ao analisar as falhas na formação de preços, o IESS sublinha justamente a falta de transparência na comercialização das OPME

---

[59] "Durante todo o período analisado, a parcela mais expressiva do gasto hospitalar foi a correspondente a dois itens: materiais e medicamentos. Em 2007, esses dois itens em conjunto representavam 50,4% do gasto hospitalar da operadora, sendo 30,0% referentes a materiais e 20,4% referentes a medicamentos. Os demais componentes da internação detinham as seguintes parcelas: diárias (15,5%), taxas (14,4%), honorários médicos e outros itens (12,8%) e exames diagnósticos (4,6%). Terapias foram o item menos representativo, respondendo por 2,3% do gasto hospitalar.
De 2007 a 2012, a parcela correspondente a materiais aumentou 8,6%, e passou a representar 38,6% do gasto com internação. Em contrapartida a participação dos demais itens foi reduzida, com destaque para honorários e outras despesas, cuja representatividade teve a maior queda (-2,4%), atingindo o valor de 10,5%." SILVA, Amanda Reis Almeida. A importância de materiais e medicamentos nos gastos médicos: dados de uma operadora no período de 2007 a 2012. In: Série IESS 0049-2014. São Paulo: [s.n.], 2014.

como uma estratégia de mercado dos fabricantes, tal como ocorre no Brasil:

> Já no mercado de materiais médico-hospitalares, a literatura aponta falhas de precificação mais importantes para as órteses, próteses e materiais especiais (OPME). De acordo com Lerner *et al.* (2008), a maior parte dos fornecedores de OPME mantém cláusulas de confidencialidade em seus contratos com os hospitais, proibindo a divulgação dos preços pagos por esses insumos. Essa prática permite aos fornecedores cobrar de cada comprador um valor diferente pelo mesmo material.
>
> Segundo estimativa dos autores com base em registros administrativos de 123 hospitais, se todos os prestadores de serviços hospitalares nos Estados Unidos pagassem o preço médio de mercado pelas OPME, a economia total de recursos para o sistema de saúde seria de quase 5 bilhões de dólares ao ano[60].

Esse conjunto de problemas relacionados às OPME passou a figurar na pauta do setor de Saúde Suplementar. O tema foi incluído em documentos setoriais que pretendiam subsidiar o debate com autoridades do governo, com as agências reguladoras, com os órgãos de defesa do consumidor, com a Justiça. A FenaSaúde publicou em 2014 carta aberta à presidente Dilma Rousseff, logo após a sua reeleição, na qual reivindicava medidas do novo governo para equacionar o problema das OPME:

> Estamos certos de que nossas preocupações com o crescente aumento dos custos médicos à população, a introdução acrítica de novas tecnologias, a transparência na comercialização de insumos e materiais de alto custo, inclusive próteses, também serão preocupações abordadas no próximo mandato presidencial. Um setor de Saúde Suplementar sustentável e com uma regulação estável é condição necessária para que os anseios de milhões de brasileiros se realizem[61].

---

[60] REIS, Amanda; MANSINI, Greice. Fontes de desperdício de recursos no sistema de saúde americano. In: Texto para discussão n. 49. São Paulo: Instituto de Estudos de Saúde Suplementar, 2013. p. 10.

[61] Carta aberta da FenaSaúde à presidenta Dilma. Disponível em: <http://www.cnseg.org.br/fenasaude/servicos-apoio/noticias/carta-aberta-da-fenasaude-a-presidenta-dilma.html>. Acesso em: 7 jul. 2016.

Quando os abusos no mercado de OPME, felizmente, transformaram-se em escândalo, graças à ação da imprensa, a questão deixou o plano frio das discussões intramuros, mostrou empresas e médicos conspirando contra a saúde e evidenciou as reais vítimas dos esquemas. Diante da imagem clara de que a saúde estava sendo atacada por uma máfia, empresas, personalidades e entidades do setor se pronunciaram. Vejamos um trecho da entrevista de Francisco Balestrin, presidente da Associação Nacional de Hospitais Privados (Anahp), ao jornalista Vicente Vilardaga, da revista *Exame*[62]:

> **Exame** - Quais os elos vulneráveis da cadeia? Em que momento as irregularidades são mais flagrantes?
>
> **Balestrin** - Nos processos de compra. Quem ganha mais dinheiro com o setor de saúde são os fornecedores de equipamentos, remédios e material hospitalar. Em geral, esses ganhos são justos, por causa dos investimentos em inovação que essas empresas fazem.
>
> Afinal, os hospitais dependem do avanço da tecnologia para melhorar o atendimento. Mas existe o lado feio da história, que se trata da distribuição de comissões para médicos usarem uma ou outra marca, da formação de cartéis e do uso de tecnologias desnecessárias.
>
> [...]
>
> **Exame** - Esse poder do médico favorece a corrupção?
>
> **Balestrin** - Temos preocupação com a pressão da indústria e dos distribuidores sobre os médicos. Os hospitais devem centralizar as compras com base em critérios de qualidade e preço, e não por causa de benefícios escusos.

Em uma iniciativa conjunta da Abramge, da FenaSaúde, da Anahp e da Anab (Associação Nacional das Administradoras de Benefícios), o setor enviou ao Ministério da Saúde, em março de 2015, o documento "Os desafios da Saúde Suplementar e as medidas necessárias para enfrentá-los". No diagnóstico da

---

[62] VILARDAGA, Vicente. Desperdícios e corrupção prejudicam hospitais brasileiros. EXAME.com, 29 jan. 2015. Disponível em: <http://exame.abril.com.br/revista-exame/noticias/desperdicios-e-corrupcao-prejudicam-hospitais-brasileiros>. Acesso em: 18 jul. 2016.

saúde ali desenhado, alertava-se para o risco de "a assistência médico-hospitalar privada tornar-se cada vez menos acessível e artigo de luxo destinado a uma pequena parcela da população", em razão da escalada dos custos assistenciais. E indicava um dos principais elementos desse cenário crítico:

> A explosão dos custos médico-assistenciais, fenômeno de amplitude mundial e agravado no Brasil, de um lado, pela tributação excessiva, pelas distorções na regulação do setor e pela crescente judicialização da saúde; de outro, por um sistema viciado de comercialização e uso de dispositivos médicos especializados, que infla artificialmente os preços, estimula o desperdício e ameaça a saúde dos pacientes – fato que foi tornado público no escândalo da chamada "máfia das próteses".

O documento cobrava a ação do Estado para a correção das distorções.

> A correção desses desequilíbrios é necessária para que a Saúde Suplementar possa cumprir a sua missão de oferecer assistência de qualidade a um número cada vez maior de consumidores. Dentro dos limites da ação empresarial, o setor tem procurado adotar medidas de gestão médico-assistencial e de melhor gerenciamento e racionalização de custos, o que inclui melhoria contínua do atendimento, programas de promoção da saúde e prevenção a doenças, investimento em tecnologia e inovação, entre outras.
>
> No entanto, essas providências, embora importantes, são limitadas e insuficientes, porque boa parte dos problemas, por sua natureza e dimensão, está na esfera exclusiva de atuação do Estado. É imprescindível e urgente, portanto, que o poder público entre em ação para fazer frente ao quadro crítico que ameaça a Saúde Suplementar.

A palavra do Conselho Federal de Medicina

As denúncias contra a máfia das próteses jogaram luz nos porões, esgotos e outras áreas mal iluminadas do sistema de assistência à saúde. O que a opinião pública viu nas reportagens, então, chocou-se com uma imagem que aprendemos a cultivar desde a Antiguidade – a figura beatificada dos médicos como profissionais respeitáveis, dedicados de corpo e alma à cura dos pacientes. Em contraposição a essa imagem, surgiu uma outra, sinistra, de seres sem compaixão, movidos apenas pelo interesse financeiro e capazes das maiores vilanias. Toda a categoria médica foi atingida pelo mau cheiro dessa minoria de maus profissionais e, em vista disso, diversas entidades se manifestaram.

O Conselho Federal de Medicina (CFM), ao qual cabe, constitucionalmente, fiscalizar e normatizar a prática médica, pronunciou-se em artigo assinado por seu presidente, o médico Carlos Vital Tavares Corrêa Lima, publicado no jornal *Folha de S. Paulo* em 19 de janeiro de 2015[63]. Nesse artigo, ele reconhece que foi instalado comércio de próteses "ilícito, amoral e sem ética, por meio do aliciamento de médicos feito por distribuidores credenciados pela indústria", que "organizados em quadrilhas se multiplicaram e se espalharam pelo país". Admite ainda que "abusos mercantis e a falta de caráter de alguns profissionais criaram espaço para distorções e promoveram indicações desnecessárias de procedimentos dolosos".

Segundo o presidente, nos últimos 10 anos apenas 28 médicos tiveram o direito de exercer a profissão cassado. A sociedade espera que o CFM faça uso do poder que tem para, com agilidade e firmeza, cassar o registro dos criminosos.

---

[63] LIMA, Carlos Vital Tavares Corrêa. A máfia das próteses. *Folha de S. Paulo*, 2015. Disponível em: <http://portal.cfm.org.br/index.php?option=com_content&view=article&id=25290:2015-01-19-17-33-31&catid=3>. Acesso em: 26 jul. 2016.

PARTE III
EM DEFESA DA SAÚDE

Dez propostas para um combate em todas as frentes

COMO PLANTA DANINHA, a máfia das próteses se alastrou pelo setor de assistência à saúde. Alguns dos seus ramos vão direto aos médicos e aos hospitais. Outros se embrenham pelo Judiciário ou pela gestão pública. Suas raízes se nutrem da parte escusa dos negócios, onde agem empresas internacionais e nacionais. As condições do ambiente legal e regulador não conseguem impedir que a praga se espalhe. Por ser resultado de um complexo de fatores, é impossível extirpá-la de um só golpe. Como na lavoura, é preciso arrancar o que for possível e tornar o meio hostil à sua reprodução. Além disso, criar mecanismos para controlar a ameaça de novas infestações.

É preciso realizar um combate conjugado em várias frentes, sem prazo para terminar. A máfia das próteses tem de ser reprimida com rigor pela ação da Polícia Federal e do Ministério Público. Para tanto, precisamos de instrumentos legais que permitam enquadrar os malfeitores e de um aparato estatal capaz de investigar, detectar, prevenir e reprimir a ação criminosa.

É necessário, também, agir sobre o mercado, onde quer que esse fenômeno se manifeste – corrigir as falhas em seu funcionamento, aperfeiçoar mecanismos de regulação. Entre outras medidas, é imprescindível assegurar a transparência dos preços e impedir práticas de cartel disfarçadas de exclusividade comercial.

O combate para sufocar a ação da máfia passa por uma revisão no modelo de remuneração dos serviços médico-hospitalares e pela criação de sistemas eficientes de registro e identificação, de tal forma que seja possível rastrear, controlar e acompanhar o uso de OPME.

> 66 O combate para sufocar a ação da máfia passa por uma revisão no modelo de remuneração dos serviços médico-hospitalares e pela criação de sistemas eficientes de registro e identificação, de tal forma que seja possível rastrear, controlar e acompanhar o uso de OPME. 99

A fiscalização profissional com base no Código de Ética Médica tem de se tornar uma bandeira para afastar os maus profissionais e preservar a confiança da população na medicina. Essa ação deve chegar aos processos de formação dos profissionais e pavimentar o caminho para uma nova cultura do atendimento. Usuários e consumidores devem ser conscientizados, para atuar como fiscais naturais da qualidade dos serviços na saúde.

Um plano para pôr fim à máfia das próteses – e a outras que assolam a assistência à saúde – tem de assumir o desafio de agir simultaneamente em várias direções. Essa também é a abordagem proposta no "Estudo sobre corrupção no setor de assistência à saúde", feito pela Direção-Geral de Assuntos Internos da Comissão Europeia, que vimos anteriormente neste livro, no capítulo "Falcatruas sem fronteiras".

> Pode-se desenvolver políticas e práticas a fim de prevenir a corrupção no sistema de assistência à saúde (prevenção). Elas também podem ser destinadas a controlar e combater a corrupção na área (repressão) – ou ambos, já que é possível argumentar que uma repressão eficaz pode ter um efeito dissuasor sobre a corrupção. Algumas políticas e práticas têm por objetivo eliminar as motivações para a corrupção (por exemplo, baixos salários no setor da saúde são geralmente vistos como um fator que impulsiona o suborno na prestação de serviços médicos). Outras políticas destinam-se principalmente à redução das oportunidades (através de regulamentos mais rigorosos ou controles e sanções mais eficazes) para a corrupção no setor. A racionalização da corrupção na área da saúde (por exemplo, médicos que acham justificável aceitar su-

bornos) é frequentemente alvo de uma combinação de políticas e práticas que, ao final, reduzem a aceitação geral da corrupção no setor dentro de um Estado membro [da Comunidade Europeia] ou de um segmento específico do setor de saúde[64].

A boa notícia é que temos no Brasil muitas iniciativas nesse sentido que, se forem articuladas, podem trazer progressos em pouco tempo. Esse é o caminho por onde devemos avançar. Se, ao contrário, fraquejarmos nesse esforço, veremos triunfar a falta de ética na medicina aliada à falta de escrúpulos nos negócios, em prejuízo de toda a sociedade.

Nesta terceira parte do livro apresentamos dez tópicos com medidas que consideramos fundamentais para o propósito de combater a máfia das próteses. Eles reúnem contribuições de várias fontes – dentre elas, os relatórios da CPI da Câmara dos Deputados e do Grupo de Trabalho Interinstitucional (GTI-OPME), estudos e artigos internacionais e documentos do setor.

A destinatária dessa proposta, em última instância, é a sociedade brasileira. Mas ela mira mais especificamente os atores do setor de saúde e os representantes do poder do Estado diretamente envolvidos com a questão. Estão aí as empresas e associações de Saúde Suplementar, os hospitais e prestadores de serviço, os fabricantes e suas associações, os médicos e as entidades médicas, o SUS, os poderes Legislativo e Judiciário, o Ministério da Saúde e as agências reguladoras, os órgãos de defesa da concorrência, as organizações de defesa do consumidor.

---

[64] Além de tipificar as modalidades de corrupção e apresentar os casos concretos, o relatório apresenta, para cada uma delas, recomendações de ação – muitas das quais incorporamos às propostas apresentadas a seguir. Na visão dos autores do relatório, as ações devem ser estruturadas em três eixos:

"- Políticas e práticas genéricas anticorrupção, incluindo eficácia judicial geral e as políticas e regulamentos gerais de aquisição (não específicas da área da saúde);

- Políticas e práticas genéricas da área da saúde, incluindo reformas e sistemas de supervisão geral do setor (não específicas contra a corrupção);

- Políticas e práticas específicas destinadas a prevenir, controlar e combater a corrupção no sistema de saúde (políticas contra a corrupção na área da saúde)."

EUROPEAN COMMISSION. Directorate-General for Home Affairs. *Study on corruption in the healthcare sector*. Luxemburgo: Publications Office of the European Union, 2013. Tradução nossa.

Nossa ambição é contribuir para o debate e, sobretudo, para que se articule um movimento coordenado, capaz de combater a máfia das próteses e, ao mesmo tempo, fortalecer o sistema de assistência médico-hospitalar no Brasil.

Vistas em conjunto, estas são as propostas que serão detalhadas mais adiante, neste capítulo:

1. **Tipificação dos crimes contra a saúde e fiscalização profissional**

    Aperfeiçoar a legislação para que o braço da lei possa alcançar os crimes da máfia das próteses contra a saúde. Fortalecer o papel dos Conselhos de Medicina para aplicação rigorosa do Código de Ética Médica.

2. **Divisão especial de combate a fraudes e crimes contra a saúde**

    Aparelhar o Estado com uma força-tarefa especializada em combater a máfia da saúde e as fraudes contra a assistência pública e privada.

3. **Indenização financeira por danos materiais e morais**

    Além das sanções criminais, obrigar empresas e profissionais a pagar indenizações por irregularidades cometidas no uso de OPME.

4. **Fim da indústria de liminares**

    "Pacificar" a interpretação da Constituição a propósito dos limites do direito à saúde e dotar o Judiciário de mecanismos para barrar a judicialização injustificada.

5. **Regulação econômica, transparência da informação e defesa da concorrência**

    Estabelecer regras que inibam a manipulação de preços e ações de cartelização do mercado.

6. **Regulação sanitária, incorporação tecnológica e Registro Nacional de Implantes**

    Criar mecanismos para orientar a incorporação de tecnologias e permitir que os implantes sejam rastreados desde a origem e tenham seu uso monitorado.

7. **Protocolos clínicos e normas para o uso de dispositivos implantáveis**

    Regulamentar o uso de dispositivos implantáveis com protocolos e normas que deem segurança clínica aos pacientes e reduzam as possibilidades de desvios.

8. **Novo modelo de remuneração na assistência médico--hospitalar**

    Adotar um novo modelo de remuneração dos serviços na área de saúde, para coibir o consumismo e a mercantilização do setor.

9. **Governança global, *compliance* e autorregulação**

    Estimular a ação local e internacional em torno da autorregulação do mercado, da transparência e de uma governança global contra a corrupção na saúde.

10. **Em defesa dos pacientes: conscientização e mecanismos de proteção**

    Promover campanhas de esclarecimento e fortalecimento dos mecanismos de proteção aos usuários dos serviços de saúde.

Esse conjunto de propostas, nunca é demais repetir, não tem a pretensão de ser um arsenal infalível para combater a corrupção que se instalou na saúde, cuja expressão mais acabada é a máfia das próteses. Como lembra o professor Edwin Gale, citado no relatório da Comissão Europeia, quaisquer que sejam as medidas adotadas, devemos considerar que os que buscam ganhos escusos estarão sempre um passo adiante. "O que precisamos", diz o emérito professor de medicina, "é mudar a nossa cultura de tal forma que servir a dois senhores se torne socialmente inaceitável..."[65].

---

[65] A citação completa: "A Legislação não mudará a situação, pois a esperteza do dinheiro estará sempre um passo à frente. O que precisamos é mudar a nossa cultura de tal forma que servir a dois senhores se torne socialmente inaceitável, tanto quanto fumar um cigarro. Até que isso aconteça, a indústria farmacêutica continuará a modelar seu comportamento com base no de seus consumidores, e continuaremos tendo a indústria de medicamentos que merecemos". EUROPEAN COMMISSION. Directorate-General for Home Affairs. *Study on corruption in the healthcare sector*. Luxemburgo: Publications Office of the European Union, 2013. p. 99. Tradução nossa.

1. Tipificação dos crimes contra a saúde e fiscalização profissional

Medido em indiciamentos, o resultado da CPI da Câmara dos Deputados teria sido muito mais expressivo, e mais de acordo com a gravidade dos casos investigados, não fosse por algumas lacunas existentes na legislação brasileira.

Antes de analisar que lacunas são essas, é preciso entender que, num Estado de Direito, o que caracteriza um crime, ao pé da letra, é o descumprimento da lei. Ou seja, se um ato não estiver previsto como crime na legislação, não há como enquadrar os responsáveis por ele nem como puni-los. É o princípio jurídico chamado de "reserva legal" ou "estrita legalidade", adotado pela Constituição Federal e pelo Código Penal. Como princípio jurídico é perfeito. Foi idealizado para impedir que um cidadão seja acusado arbitrariamente de ter cometido um crime. Todavia, para que esse princípio não tenha efeito contrário, dando guarida ao meliante em vez de proteger o cidadão, é preciso que a sociedade cuide de aperfeiçoar permanentemente a legislação. É preciso também mantê-la atualizada, porque os crimes evoluem e situações novas surgem com o tempo.

> ❝ Como muitos desses crimes não estavam previstos no Código Penal, meliantes puderam escapar da Justiça pelas frestas da legislação. ❞

O caso da máfia das próteses é um exemplo. Os crimes praticados por ela têm ocorrido há pouco mais de uma década. Eles surgiram à sombra da indústria das próteses, cujo mercado bilionário desperta o interesse não só de quem gosta de ganhar dinheiro honestamente, mas também dos espertos e mal-intencionados. Como muitos desses crimes não estavam previstos no Código Penal, meliantes puderam escapar da Justiça pelas frestas da legislação. Para combater as novas modalidades de delitos é preciso sanar essa falha, atualizar a legislação e tipificar os crimes na área da saúde.

Os parlamentares que compuseram a CPI tomaram a iniciativa de apresentar projetos de lei nesse sentido. Uma das propostas mais importantes prevê ampliar a caracterização do crime de corrupção. Pela legislação atual, só são considerados crimes de corrupção aqueles que envolvem o setor público. Não se considera corrupção o pagamento de propinas ou comissões aos médicos para que usem as próteses deste ou daquele fabricante.

O Código de Ética Médica condena esse tipo de relacionamento entre indústria e médico, pois ele cria uma situação de conflito de interesses: o interesse no benefício financeiro colide com as necessidades clínicas do paciente, e o médico deixa de atuar com isenção ao fazer diagnósticos e indicar tratamentos. Em outros termos, admitir essa prática é aceitar a mercantilização da medicina e a destruição dos fundamentos da relação entre o médico e o paciente. Para impedir esse conluio, é necessário tornar ilegal o ato de pagar e receber propinas na área da saúde, sob qualquer forma.

As situações típicas de crimes contra a saúde foram abordadas nos projetos de lei apresentados pela CPI. Elas foram assim descritas[66]:

> - **Corrupção privada**
>
>   Aceitar, solicitar ou exigir o profissional da saúde, em sua atividade profissional, vantagem financeira indevida de fabricante ou distribuidor de dispositivo médico implantável para utilização de seus produtos.
>
>   Pena: reclusão, de dois a seis anos, e multa.
>
>   Incorre nas mesmas penas quem paga, oferece ou promete a indevida vantagem financeira ao profissional da saúde.
>
>   Equiparam-se a profissional da saúde, para os efeitos deste artigo, as pessoas que estejam de qualquer forma vinculadas aos estabelecimentos dotados de características hospitalares.

---

[66] COMISSÃO PARLAMENTAR DE INQUÉRITO – MÁFIA DAS ÓRTESES E PRÓTESES NO BRASIL. *Relatório final*. Brasília: Câmara dos Deputados, 15 jul. 2015. p. 211-213.

- **Fraude médica**

    Realizar tratamento terapêutico que sabe ser desnecessário, envolvendo a colocação de dispositivo médico implantável.

    Pena: reclusão, de dois a quatro anos.

    Se do tratamento terapêutico resulta a morte, a pena é de reclusão, de seis a quinze anos.

- **Reutilização indevida de dispositivo médico implantável**

    Reutilizar dispositivo médico implantável em procedimento terapêutico, sem autorização competente, quando exigível.

    Pena: reclusão, de dois a quatro anos.

- **Destruição e inutilização de dispositivo**

    Destruição ou inutilização de dispositivo médico implantável em procedimento terapêutico, com o fim de obter ganho financeiro, para si ou para outrem.

- **Fraude na estipulação do valor de dispositivo médico implantável**

    Superfaturar valor de dispositivo médico implantável.

- **Patrocínio de fraude terapêutica**

    Patrocinar em juízo, com o intuito de obter proveito indevido, demanda que visa à realização de tratamento terapêutico fraudulento, envolvendo a colocação de dispositivo médico implantável.

    Pena: reclusão, de dois a seis anos, e multa.

- **Inclusão na Lei dos Crimes Hediondos**

    Fraude médica que resulta em morte.

A tipificação penal proposta no projeto de lei, inspirada nos casos de vítimas da máfia apresentados na CPI, é um ponto de partida. Conviria também buscar inspiração na legislação de outros países. No Reino Unido há o Bribery Act, em vigor desde 1º de julho de 2011. Essa legislação anticorrupção – que alcança também atos praticados por pessoas ou empresas de fora, mas que mantenham alguma relação com o Reino Unido – define quatro tipos de delitos (citados no estudo realizado pela Comissão Europeia[67]):

> - **Pagamento de propina a outrem:** oferecer, prometer ou dar propina.
> - **Recebimento de propina:** solicitar, concordar em receber ou receber propina.
> - **Pagamento de propina a autoridade estrangeira:** pagar a autoridade com o intuito de obter ou manter negócio ou ter vantagem em negócio.
> - **Falha na prevenção do pagamento de propinas:** a falha de uma organização comercial em evitar que alguém pratique corrupção em seu benefício. [Ou seja, o Bribery Act pune a empresa que não age para impedir que alguém, atuando em seu nome, pague propina para obter ou manter vantagem negocial ou comercial. Se isso acontece, ela tem de estar apta a demonstrar que tomou todas as medidas para prevenir o crime. As autoridades têm a responsabilidade de publicar um manual de procedimentos que devem ser adotados pelas organizações.]

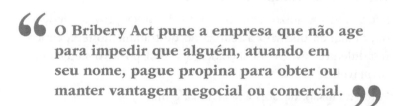

❝ O Bribery Act pune a empresa que não age para impedir que alguém, atuando em seu nome, pague propina para obter ou manter vantagem negocial ou comercial. ❞

Essa novidade, introduzida na última versão do Bribery Act, provocou a reação de pessoas que, de forma pragmática e cínica, alegavam que sem propina não teriam como fazer negócios. Ficaram falando sozinhas. A lei anticorrupção do Reino Unido está valendo, e é considerada uma das legislações mais avançadas nesse campo em todo o mundo. Uma agência com o sugestivo nome de Serious Fraud Office (SFO) zela por sua aplicação.

---

[67] EUROPEAN COMMISSION. Directorate-General for Home Affairs. *Study on corruption in the healthcare sector*. Luxemburgo: Publications Office of the European Union, 2013. p. 103. Tradução nossa.

Diante do exemplo que vem de fora, podemos tirar duas conclusões práticas:

- seria de todo conveniente aperfeiçoar nosso aparato legal endurecendo a legislação de repressão às propinas; para tanto, podemos buscar inspiração no Bribery Act e em outros regulamentos semelhantes;
- devemos utilizar a legislação já existente em outros países para exigir a punição de empresas estrangeiras que, no Brasil, desrespeitam os princípios estabelecidos em seus países de origem.

O Relatório da CPI da Câmara dos Deputados, no capítulo das proposições, tratou da necessidade de ação dos conselhos federais e regionais de Medicina e de Odontologia na fiscalização de sua categoria:

> [...] a fiscalização precisa tornar-se mais proativa, no seio das instituições de saúde, para prevenir ocorrências como as trazidas ao conhecimento da Comissão.

O assunto merece bastante atenção. Os conselhos têm a função de regular e fiscalizar o exercício da profissão, e funcionam como tribunais: recebem denúncias e instauram processos ético-profissionais, quando entendem que é o caso. Segundo dados do relatório do Grupo de Trabalho Interinstitucional sobre OPME, extraídos do Sistema de Processos Ético-Profissionais (SIEM), de 2004 a abril de 2015 o Conselho Federal de Medicina aplicou 36 advertências confidenciais, 58 censuras confidenciais, 53 censuras públicas, 20 suspensões por 30 dias e 17 cassações, num total de 184 apenações[68].

Os números parecem bem magros quando confrontados com a quantidade de casos suspeitos que vieram à tona no escândalo da máfia das próteses. Comparado com o que acontece nos Estados Unidos, eles parecem ainda mais mirrados. O jornal

---

[68] O Grupo de Trabalho Interinstitucional sobre Órteses, Próteses e Materiais Especiais (GTI-OPME) não conseguiu obter os dados estatísticos referentes à ação do Conselho Federal de Odontologia (CFO).

USA Today publicou uma matéria em que critica os conselhos de medicina norte-americanos por punir muito menos do que deveriam. Segundo levantamento feito pelo jornal, entre 2001 e 2011 cerca de 6 mil médicos acusados de má conduta tiveram sua atuação profissional restrita ou suspensa em hospitais e outras instituições médicas. Reportadas aos conselhos médicos, essas ocorrências geraram punições para apenas 48% dos médicos – ou seja, puniu-se quase a metade dos acusados, mas a outra metade saiu ilesa. Ainda assim, em comparação com a experiência brasileira, os conselhos de medicina daquele país foram muito mais decisivos[69].

Através de carta enviada ao Ministro da Saúde, a CPI decidiu sugerir aos conselhos que valorizassem e ampliassem a atuação das Comissões de Ética Médica. Já no Grupo de Trabalho Interinstitucional, o assunto foi tratado de maneira mais extensa e elencou as deficiências que precisam ser sanadas na fiscalização da categoria médica pelos conselhos:

- **Previsão de proibições e penalidades éticas para o exercício da atividade da medicina:** os conselhos profissionais não têm se mostrado eficazes na repressão das condutas irregulares identificadas no setor, especialmente se exercidas por outros agentes que não estejam submetidos à fiscalização.
- **Previsão de responsabilização civil e penal:** há uma lacuna no que diz respeito a agentes envolvidos em práticas predatórias no setor de dispositivos médicos implantáveis.
- **Uso de OPME:** em determinados Códigos de Ética, em especial o do Conselho Federal de Odontologia (CFO), não há previsão relativa ao uso de OPME.
- **Processos:** há pouca transparência quanto à divulgação dos processos julgados ou em trânsito, referentes ao uso de OPME, contra profissionais nos respectivos conselhos de classe; não há estatísticas disponíveis sobre processos existentes pelo CFO.

---

[69] EISLER, Peter; HANSEN, Barbara. Thousands of doctors practicing despite errors, misconduct. *Usa Today*, Nova York, 20 ago. 2013. Disponível em: <http://www.usatoday.com/story/news/nation/2013/08/20/doctors-licenses-medical-boards/2655513/>. Acesso em: 4 ago. 2016.

As sugestões apresentadas pelo Grupo de Trabalho Interinstitucional resultaram das inúmeras discussões realizadas, que contaram inclusive com representantes dos conselhos regionais e federal. Essas questões deveriam ser enfrentadas pelos conselhos e outras entidades médicas, num esforço conjunto para expulsar da categoria os profissionais que cometeram crimes e atentaram contra a ética.

2. Divisão especial de combate a fraudes e crimes contra a saúde

A notícia de que a Polícia Federal iria criar uma **divisão especial de combate a fraudes e crimes contra a saúde** foi dada à imprensa no dia 7 de julho de 2015 pelos Ministérios da Saúde e da Justiça. A proposta estava entre as tantas arroladas no relatório do Grupo de Trabalho Interinstitucional sobre Órteses, Próteses e Materiais Especiais (GTI-OPME).

O GTI dedicou-se durante meses a analisar a estrutura da assistência à saúde no Brasil para encontrar maneiras de impedir que fabricantes de próteses e outros dispositivos, com a ajuda de médicos subornados com propinas, deitem e rolem no mercado às custas do SUS, dos planos de saúde e dos pacientes.

A iniciativa é boa e vai ao encontro dos melhores exemplos internacionais. A existência de uma legislação forte, com a adequada tipificação dos delitos contra a saúde, como dissemos no capítulo anterior, é pressuposto para o combate eficiente à ação da máfia das próteses. Sem o braço da investigação, perseguição e repressão, porém, a lei pode virar letra morta. Por isso, o anúncio de uma divisão especializada deve ter provocado calafrios no submundo da saúde. Mas, para que surta efeito, é preciso que a lei saia do papel e ganhe corpo.

O relatório da Comissão Europeia a propósito da corrupção na saúde defende a ação coordenada e enfatiza a importância de haver um *bureau* anticorrupção.

Muitos entrevistados em uma gama de Estados membros [da Comunidade Europeia] destacaram a importância de uma boa legislação nacional, uma estratégia de repressão e uma luta nacional coordenada contra a corrupção. [...] O desenvolvimento de uma estratégia em âmbito nacional, a criação de um *bureau* anticorrupção e a colaboração entre órgãos públicos e entidades privadas [...] podem ter um efeito positivo no combate à corrupção na área da saúde. Punições mais duras em casos de suborno também foram mencionadas como tendo um efeito dissuasor sobre a corrupção no setor[70].

Os resultados positivos obtidos nos Estados Unidos demonstram a importância da existência de uma divisão especial dedicada a combater as fraudes e crimes na saúde. Em 2009, o governo norte-americano anunciou a criação do Health Care Fraud Prevention and Enforcement Action Team (HEAT), como parte das medidas para fortalecer um programa de combate às fraudes criado em 1996. Com a criação da força-tarefa, o governo mudou a filosofia e o foco do trabalho, e com isso alavancou os resultados. Antes, o setor público tinha como regra pagar os fornecedores de serviços de saúde e só depois verificar se havia algo errado. Se algo fosse detectado, tomavam-se as medidas cabíveis. Ou seja, deixava-se o adversário avançar, entrar na área e chutar. Então, depois de tomar o gol, alguém olhava para o juiz para saber se havia impedimento. Com o HEAT, o governo começou a marcar o adversário desde a saída da bola, com um forte trabalho de prevenção e identificação dos responsáveis, seguido por uma ação coordenada de julgamento e punição dos fraudadores.

A força-tarefa criada pelo governo norte-americano funciona bem porque conta com a participação coordenada das agências de investigação do FBI (Departamento Federal de Investigação), do HHS (Departamento de Saúde e Serviço Social), do CMS (Centros de Serviços Medicare e Medicaid), do Serviço

---

[70] EUROPEAN COMMISSION. Directorate-General for Home Affairs. *Study on corruption in the healthcare sector*. Luxemburgo: Publications Office of the European Union, 2013. p. 102. Tradução nossa.

de Investigações Criminais e Defesa e de diversas entidades dedicadas a combater o desperdício e os abusos no serviço de assistência à saúde. É interministerial e multissetorial. Pelo balanço apresentado em 2015, mais de 16,2 bilhões de dólares voltaram para os cofres do governo graças à ação conjunta da polícia e da Justiça. Do ponto de vista financeiro, mostrou-se um ótimo negócio, mesmo para os critérios de Wall Street. O cálculo do retorno sobre investimento (ROI) mostrou que, para cada dólar gasto no programa de combate à fraude, o governo recuperou 6,1 dólares no triênio 2013-2015.

Uma das providências adotadas nos Estados Unidos pela força-tarefa de prevenção e combate à fraude na saúde foi recorrer à mesma tecnologia de prevenção a fraudes usada por companhias de cartão de crédito, ao analisar os pedidos de reembolso baseados no sistema de remuneração por serviço (*fee for service*), mais suscetível a fraudes – lembremos, a propósito, que esse é o modelo adotado no Brasil e cuja substituição discutiremos adiante. Essa força-tarefa concentra a atenção no compartilhamento de informações críticas que ajudem a identificar padrões de fraude e abuso na área da saúde, de forma a aumentar a eficiência nos processos mais complexos de investigação e permitir que as autoridades se antecipem na repressão.

> 66 Uma das providências de prevenção e combate à fraude na saúde foi recorrer à mesma tecnologia de prevenção a fraudes usada por companhias de cartão de crédito, ao analisar os pedidos de reembolso. 99

De acordo com o balanço do programa, em oito anos e meio, a partir de 2007, os agentes da força-tarefa estudaram "mais de 1.164 casos, acusando mais de 2.536 réus que coletivamente cobraram mais de 8 bilhões de dólares do programa Medicare; 1.781 réus declararam-se culpados e outros 243 foram condenados; e 1.477 réus foram condenados à prisão por um prazo médio de cerca de 49 meses"[71].

Tanto o Departamento de Saúde e Serviço Social como o Departamento de Justiça norte-americanos mantêm programas de treinamento dirigidos a prestadores de serviços nos setores privado e público. Eles se preocupam também em conscientizar os usuários dos serviços, com especial atenção a idosos e imigrantes, considerados grupos de risco, pois com frequência se tornam vítimas ou laranjas dos fraudadores. Às empresas do setor de saúde, ensinam como prevenir "erros honestos" e impedir potenciais fraudes. Como a especialização é a alma dessa operação, há também uma Força de Ataque à Fraude no Medicare (Medicare Fraud Strike Force), dedicada a treinar procuradores, agentes da lei e equipes de suporte administrativo que participam do programa.

Essas linhas de ação e de procedimentos, testadas em anos de prática, representariam grande avanço nos nossos processos de combate ao crime na saúde. Por que não estabelecer acordos de cooperação com as autoridades norte-americanas para aprender e trocar experiências? Tanto mais porque muitas das empresas implicadas em fraudes no mercado brasileiro têm sede naquele país.

Outro caminho que as autoridades brasileiras podem trilhar, seguindo as pegadas dos Estados Unidos, é o da colaboração entre os setores público e privado na guerra contra os crimes na saúde. Foi criado um programa com este fim, o Healthcare Fraud Prevention Partnership (HFPP), que congrega autoridades, empresas de planos de saúde e entidades civis de combate à fraude. Além de compartilhar informações, as partes envolvidas elaboram estudos relacionados a fraudes, desperdícios e abusos, como em casos de "empresas de fachada" e "fornecedo-

---

[71] Este caso, bem como os demais casos estudados pela força-tarefa nos Estados Unidos mencionados neste capítulo, estão citados em: DEPARTMENT OF HEALTH AND HUMAN SERVICES; DEPARTMENT OF JUSTICE. Health Care Fraud and Abuse Control Program: Annual Report for Fiscal Year 2015. Washington, fev. 2016. p. 10-16. Disponível em: <https://oig.hhs.gov/publications/docs/hcfac/FY2015-hcfac.pdf>. Traduções nossas.

res fantasmas". Temas que podem ser tão ou mais interessantes de estudar no Brasil. Uma organização externa, contratada pelo HFPP, cuida de trabalhar os dados, elaborar estudos e relatórios e processar informações que chegam de fontes diversas, tendo o cuidado de proteger a identidade dessas fontes.

Além do número impressionante de condenações e dos valores recuperados, é muito didático analisar os casos reportados pelo programa. O que se confirma, desde logo, é que as fraudes se parecem acolá e cá. Quanto à ação das autoridades e da Justiça para identificar e punir os malfeitores, não há comparação, como se pode ver pelos casos expostos nos relatórios e comunicados da força-tarefa.

Veja-se o caso da OtisMed Corp. A empresa submeteu o dispositivo OtisKnee, usado em cirurgias do joelho, à aprovação da Food and Drug Administration (FDA), equivalente à nossa Anvisa no mercado norte-americano de produtos médico-farmacêuticos. Porém a empresa começou a vender o produto antes que obtivesse o sinal verde da agência, e continuou fazendo isso mesmo depois de ser notificada de que o dispositivo não tinha sido aprovado nas avaliações técnicas, não se mostrando nem tão seguro nem tão efetivo quanto outros dispositivos semelhantes existentes na praça. A FDA negou-lhe, portanto, a autorização de comercialização. O CEO da companhia se fez de tonto e continuou vendendo o produto nos Estados Unidos e no exterior, sem informar aos compradores a ressalva da FDA. Deu-se mal. O executivo foi condenado a 24 meses de prisão e, na esfera civil, a OtisMed teve de pagar 41,2 milhões de dólares para compensar os danos causados a terceiros. Além disso, a empresa foi excluída dos programas federais de saúde por 20 anos. O delito fora cometido em 2009. O julgamento e a sentença ocorreram em 2014.

Em outro caso, surgiu o nome de uma empresa também envolvida no escândalo da máfia das próteses no Brasil, a Medtronic. A companhia entrou na mira da força-tarefa de combate a fraudes porque falsificou a origem de alguns dispositivos à venda:

os compradores acreditaram que os dispositivos eram *made in USA*, mas eram, na verdade, *made in China*. Por esse "deslize", a empresa concordou em pagar 4,4 milhões de dólares de multa para limpar sua ficha na Justiça.

Outra companhia do setor de OPME pega pela força-tarefa, a NuVasive Inc., de San Diego, teve de pagar 13,5 milhões de dólares para acertar suas contas com a lei. Entre outros motivos, porque foi incriminada por pagar propinas para médicos indicarem o uso do dispositivo CoRoent em cirurgias de casos severos de escoliose e espondilolistese na coluna. Além disso, a empresa também foi condenada por comercializar os produtos mesmo não tendo a devida aprovação da FDA, posteriormente reembolsados pelos programas Medicare e Medicaid.

O caso da NuVasive é especialmente interessante porque permite comparar o tratamento dado nos Estados Unidos e no Brasil em situações semelhantes. A Justiça nos Estados Unidos pune, por fraude, a empresa que recebe do governo por implantar uma prótese não aprovada pela FDA. No Brasil, é comum a Justiça conceder liminares que obrigam o SUS e os planos de saúde a pagarem por procedimentos que empregam dispositivos que não têm a aprovação da Anvisa. Lá, o dinheiro pago indevidamente tem de ser reembolsado pela empresa. Aqui, o pagamento indevido, porém legalizado por liminar, sangra o orçamento da saúde pública e encarece os planos de saúde para o conjunto dos seus beneficiários[72]. Tem-se criado, com isso, uma aberração, e faríamos muito bem em corrigi-la inspirados no exemplo norte-americano.

---

[72] É motivo de polêmica a questão das liminares que obrigam o SUS e os planos de saúde a cobrirem tratamentos experimentais ou o uso de medicamentos e dispositivos não autorizados pela Anvisa. Argumenta-se, a favor das liminares, que a incorporação de tecnologias pela Anvisa é muito lenta e os pacientes não podem ficar reféns desse processo. Esclareçamos, em primeiro lugar, que a situação a que nos referimos está relacionada à indústria de liminares e ao uso da Justiça como estratégia de colocação de produtos no mercado, seja para driblar a agência reguladora, seja para pressioná-la. Quanto à suposta lentidão na incorporação de tecnologia, o melhor a fazer é aperfeiçoar os procedimentos da agência para que ela possa acompanhar a evolução da indústria em tempo adequado e com as precauções devidas.

> **A Justiça nos Estados Unidos pune, por fraude, a empresa que recebe do governo por implantar uma prótese não aprovada pela FDA. No Brasil, é comum a Justiça conceder liminares que obrigam o SUS e os planos de saúde a pagarem por procedimentos que empregam dispositivos que não têm a aprovação da Anvisa.**

Outras semelhanças com casos verificados no Brasil podem ser extraídas da descrição feita no relatório do Health Care Fraud and Abuse Control Program. Ali se lê, a propósito do caso NuVasive mencionado anteriormente:

> O governo alega que NuVasive conscientemente ofereceu e pagou remuneração ilegal a determinados médicos para induzi-los a usar o CoRoent System em cirurgias de coluna, violando o estatuto federal antipropina. A alegada remuneração ilegal consistia em pagamento de comissão por palestras promocionais e de despesas relacionadas à participação de médicos em eventos patrocinados pelo grupo criado, financiado e operado pela NuVasive.

As mesmas práticas das empresas do setor de OPME, tão rigorosamente punidas nos Estados Unidos, não são puníveis no Brasil, o que torna muito fácil a vida dos envolvidos na máfia das próteses e constitui um estímulo para que as multinacionais venham praticar aqui o que não podem fazer em seus mercados domésticos.

Outras fraudes, como cobrar por serviços não prestados ou usar produtos além do necessário, também rendem penas bastante duras. Especializada em serviços de ambulância, a empresa Brotherly Love, da Filadélfia, descobriu um jeito fácil de tomar dinheiro do governo norte-americano. Começou a transportar em ambulância pacientes que não necessitavam desse tipo de assistência e a mandar a conta para o governo. Por essa "esperteza", em 2014, o sócio da empresa pegou 5 anos e 4 meses de cadeia e teve de restituir 2 milhões de dólares ao sistema de saúde.

Outro caso espantoso envolveu a maior empresa de serviços de diálise nos Estados Unidos, a DaVita Healthcare Partners. A empresa fez acordo judicial e pagou 800 milhões de dólares para se safar de duas ações. Em uma foi acusada de pagar propinas a médicos em troca da indicação de suas clínicas para realização de diálises, em detrimento das concorrentes. Em outra, foi denunciada por aumentar artificialmente o uso das drogas Zemplar e Venofer nas diálises dos pacientes e enviar a conta para os programas de assistência do governo.

Falsificação de documentos é outro crime punido com severidade. Em Houston, dois médicos de uma clínica de saúde mental foram sentenciados a mais de 10 anos de prisão por falsificar documentos para internar pacientes sem necessidade e cobrar do Medicare pelas internações. Pelos cálculos dos investigadores, o esquema havia desviado quase 100 milhões de dólares.

Polícia Federal em ação

Um exemplo importante do trabalho da divisão de inteligência da Polícia Federal do Brasil no combate à máfia das próteses foi a Operação Desiderato, deflagrada em Minas Gerais (já mencionada nos capítulos "Mãos sujas no coração do paciente" e "Fabricantes em situação comprometedora").

O trabalho investigativo começou em julho de 2014, e no dia 2 de junho de 2015 a PF desbaratou um esquema de desvio de materiais na cidade de Montes Claros. O comunicado distribuído pelos investigadores dá detalhes da operação:

PF combate desvios no fornecimento de próteses cardíacas em Minas Gerais
02/06/2015

Montes Claros/MG – A Polícia Federal, com o apoio do Ministério Público Federal, deflagrou, na madrugada desta terça-feira (02), a Operação Desiderato, com o objetivo de combater e desarticular organização criminosa composta por médicos, profissionais da saúde e representantes da indústria farmacêutica de próteses cardíacas, que viabilizavam procedimentos cardiológicos sem a real necessidade, simulando procedimentos, com o objetivo de desviar verbas do Sistema Único de Saúde, em Minas Gerais.

Policiais federais deram cumprimento a 72 medidas judiciais, sendo 8 de prisão temporária, 7 de conduções coercitivas, 21 de busca e apreensão e 36 de sequestro de bens, nos estados de Minas Gerais, Rio de Janeiro, São Paulo e Santa Catarina.

A organização criminosa agia falsificando documentos para a realização de procedimentos cardiológicos sem nenhuma necessidade dos pacientes. As próteses não utilizadas nos procedimentos simulados eram desviadas e usadas em cirurgias efetuadas nas clínicas de propriedade dos membros do grupo.

A empresa produtora da prótese pagava ao grupo grandes somas pela compra do equipamento, que, na maioria das vezes, não era utilizado pelos pacientes. Os médicos recebiam das empresas propinas que variavam de quinhentos a mil reais por prótese. O grupo chegava a receber 110 mil reais por mês e os valores pagos, somente por uma das empresas investigadas, chegou a aproximadamente 1,5 milhão de reais em menos de 3 anos. O grupo criminoso utilizava-se de uma empresa de fachada para lavar o dinheiro proveniente das atividades ilícitas.

Os médicos, além de receber dinheiro do SUS, também costumavam cobrar pelos procedimentos executados e pagos pelo Sistema Único de Saúde. Sabe-se que pelo menos um paciente, que veio a falecer, teria pagado uma quantia de 40 mil reais para ser atendido pelos médicos integrantes da organização criminosa.

A polícia investiga os óbitos que ocorreram em virtude de procedimentos similares para saber se os pacientes mortos também teriam sido vítimas da organização criminosa.

Os investigados foram indiciados pelos crimes de estelionato contra entidade pública, associação criminosa, falsidade ideológica, uso de documento falso, corrupção passiva, corrupção ativa e organização criminosa[73].

---

[73] SETOR DE COMUNICAÇÃO SOCIAL DA PF EM MONTES CLAROS. PF combate desvios no fornecimento de próteses cardíacas em Minas Gerais. Montes Claros: Agência de Notícias – Polícia Federal, 2 jun. 2015. Disponível em: <http://www.pf.gov.br/agencia/noticias/2015/06/pf-combate-desvios-no-fornecimento-de-proteses-cardiacas-em-minas-gerais>. Acesso em: 21 jul. 2016.

3. Indenização financeira por danos materiais e morais

Além das punições com fundamento no Código Penal, que carece de medidas legislativas que venham tipificar os crimes contra a saúde, é importante que as penas aplicadas cheguem também ao bolso e ao caixa dos criminosos e de suas organizações. Há ao menos uma boa razão para isso: poder ressarcir as vítimas, tanto os pacientes que foram submetidos a cirurgias e implantes desnecessários (entre outras histórias de terror) quanto os cofres dos agentes pagadores – o SUS e os planos de saúde. Na Justiça brasileira, temos duas figuras para dar conta dessas situações: as indenizações por danos materiais e as indenizações por danos morais. No direito norte-americano há uma terceira: a indenização punitiva, cuja função é deixar bem claro que financeiramente o crime não compensa.

A indenização punitiva praticada nos Estados Unidos volta e meia é motivo de crítica por conta de alguns casos de valores indenizatórios espetaculares impostos a empresas renomadas, como McDonalds e Mercedes Benz. Fala-se, com frequência, que ela deu lugar a uma indústria de indenizações. Esses casos excepcionais são o que são – excepcionais. No dia a dia, as indenizações parecem funcionar muito bem, e não seria ruim se a Justiça brasileira se deixasse contaminar um pouco por esse espírito em favor das vítimas de crimes na área da saúde. Não seria ruim, tampouco, se as vítimas de mafiosos da saúde, que têm empresas estrangeiras em sua retaguarda, exigissem reparação e punição dos responsáveis com base na legislação de seus países de origem.

Em uma iniciativa inédita, a Associação Brasileira de Planos de Saúde (Abramge) instruiu um processo para acionar judicialmente, nos Estados Unidos, as empresas norte-americanas que, entre outros malfeitos, usaram da corrupção para, no Brasil, cooptar médicos, induzir a demanda de seus produtos, impedir a concorrência, instigar a realização de procedimentos desnecessários e elevar artificialmente os preços dos produtos, trazendo prejuízo às empresas operadoras dos planos de saúde e a seus milhões de beneficiários. Esperamos ser seguidos, nesse caminho, pelo Poder Público – União, Estados e Municípios. Não faltam razões ao SUS, que, de forma mais contundente do que ocorre com os planos de saúde, tem sido atacado pela máfia das próteses e outras pragas que infestam o setor da saúde.

> Em uma iniciativa inédita, a Abramge instruiu um processo para acionar judicialmente, nos Estados Unidos, as empresas norte-americanas que, entre outros malfeitos, usaram da corrupção para, no Brasil, cooptar médicos, induzir a demanda de seus produtos, impedir a concorrência, instigar a realização de procedimentos desnecessários e elevar artificialmente os preços dos produtos.

As probabilidades de êxito nessas demandas são consideráveis. Comunicado recente da fabricante de próteses Orthofix à Securities and Exchange Commission (SEC – Comissão de Valores Mobiliários), nos Estados Unidos, informava que a empresa está cooperando com as autoridades numa investigação sobre sua atuação no Brasil, ao mesmo tempo que negocia o pagamento de uma multa que varia entre 4,6 milhões e 6,1 milhões de dólares:

> A empresa também tem colaborado plenamente com a SEC em investigações a respeito de denúncias sobre sua atuação no Brasil. Estamos no momento discutindo com a equipe executiva da SEC uma solução a propósito das alegações relacionadas ao Brasil que estão sob sua jurisdição. A empresa registrou uma provisão de despesa de 4,6 milhões de dólares no segundo trimestre de 2016, valor que calcula ser a faixa mínima de perda em vista de uma potencial solução negociada para essa questão. Com base nas informações disponíveis no momento, a empresa estima que pode haver uma perda adicional de até 1,5 milhão de dólares além do valor provisionado. A empresa continuará avaliando essa pendên-

cia até a solução final e a conclusão do acordo em discussão com o governo[74].

Não há cálculos precisos conhecidos sobre o tamanho dos prejuízos que a corrupção na saúde impõe aos cofres do Estado, aos planos de saúde e aos pacientes no Brasil. Mas pode-se ter uma ideia do tamanho do estrago tomando-se por base as contas de outros países.

Nos Estados Unidos, uma dessas contas indica uma perda de 80 bilhões de dólares ao ano devido às fraudes na saúde – valor correspondente a cerca de 3% de todo o gasto com assistência à saúde naquele país. Desse total, acreditam os especialistas, o Estado consegue rastrear e recuperar de 10% a 15%[75], com as indenizações impostas pela Justiça. Esse índice alcançou seu patamar mais alto nos anos mais recentes. Mesmo ainda sendo uma fração modesta, isso foi considerado um grande feito – são dezenas de bilhões de dólares retornando aos contribuintes e aos consumidores lesados.

Não se deve menosprezar, a propósito, o efeito que têm sobre a sociedade e sobre as empresas os frequentes anúncios feitos pelo Departamento de Justiça norte-americano a respeito de penalidades milionárias aplicadas aos contraventores pegos com a mão no dinheiro alheio. Segue, como estímulo para os nossos defensores da lei, uma pequena amostra de anúncios:

28 de maio de 2014 – Centro Médico King's Daughter paga cerca de 41 milhões de dólares para resolver alegações de cobranças falsas relativas a procedimentos cardíacos desnecessários e a propinas[76]

---

[74] Ver, a propósito: JAEGER, Jaclyn. Orthofix braces for SEC settlement in FCPA case. Boston: *Compliance Week*, 16 ago. 2016. Disponível em: <https://www.complianceweek.com/blogs/enforcement-action/orthofix-braces-for-sec-settlement-in-fcpa-case#.V7b0c47J53s>. Acesso em: 19 ago. 2016.

[75] SALINGER, Lawrence M. (Ed.). *Encyclopedia of white-collar and corporate crime*. 2 ed. Thousand Oaks: Sage Publications, 2013. p. 427.

[76] DEPARTMENT OF JUSTICE — OFFICE OF PUBLIC AFFAIRS. King's Daughters Medical Center to pay nearly $41 million to resolve allegations of false billing for unnecessary cardiac procedures and kickbacks. Washington: US Department of Justice, 28 maio 2014. Disponível em: <https://www.justice.gov/opa/pr/king-s-daughters-medical-center-pay-nearly-41-million-resolve-allegations-false-billing>. Tradução nossa.

O Ashland Hospital Corp., nome fantasia Centro Médico King's Daughter (KDMC), concordou em pagar 40,9 milhões de dólares para resolver acusações de que teria apresentado aos programas Medicare e Kentucky Medicaid falsas solicitações relativas a *stents* coronários e exames de cateterismo que eram desnecessários do ponto de vista médico, e por manter relações financeiras proibidas com médicos que encaminhavam pacientes ao hospital, anunciou hoje o Departamento de Justiça.

"Hospitais que colocam seus interesses financeiros acima do bem-estar de seus pacientes serão responsabilizados", disse o procurador-geral adjunto Delery. "O Departamento de Justiça não irá tolerar aqueles que abusam de programas de saúde federais e colocam os beneficiários desses programas em risco, prestando cuidados clinicamente desnecessários."

O governo alegou que, entre 2006 e 2011, o KDMC cobrou por inúmeros *stents* coronários e exames de cateterismo desnecessários, realizados por médicos do KDMC em pacientes do Medicare e Medicaid [...]. O governo também alegou que médicos falsificaram registros para justificar esses procedimentos desnecessários, que supostamente geraram o reembolso de milhões de dólares do Medicare e Medicaid de Kentucky ao KDMC.

"A conduta alegada neste caso é inaceitável, vitimando os contribuintes e pacientes", disse o procurador Harvey. "As decisões de tratamento motivadas por ganho financeiro minam a confiança pública em nosso sistema de saúde e ameaçam programas federais vitais, dos quais dependem muitos dos nossos cidadãos. Nós não pouparemos esforços para proteger o público desse tipo de má conduta sistemática [...]."

O acordo também resolveu as alegações de que o KDMC teria violado a Lei Stark, pagando salários demasiado altos a determinados cardiologistas, superiores ao valor justo de mercado. A Lei Stark foi concebida para limitar a influência financeira na tomada de decisões médicas, proibindo relações financeiras entre hospitais e médicos, a menos que essas relações atendam a determinadas exceções.

O KDMC concordou em estabelecer um acordo de integridade corporativa com o HHS-OIG (Gabinete de Inspetoria Geral do Departamento de Saúde e Serviços Humanos dos EUA), que obriga o hospital a realizar reformas substanciais de conformidade interna e a comprometer-se com uma revisão terceirizada de suas alegações aos programas federais de saúde pelos próximos cinco anos.

Esse acordo ilustra a ênfase do governo na luta contra a fraude nos cuidados com a saúde e marca mais uma conquista do HEAT – Equipe de Prevenção a Fraudes e Execução de Ações nos Serviço de Saúde – anunciado em maio de 2009 pelo procurador-geral Eric Holder e pela secretária de saúde e serviços humanos Kathleen Sebelius. A parceria entre os dois departamentos tem concentrado esforços para reduzir e prevenir a fraude financeira no Medicare e no Medicaid através da cooperação reforçada. Uma das ferramentas mais poderosas desse esforço é o False Claims Act (Ato contra Falsas Alegações). Desde janeiro de 2009, o Departamento de Justiça recuperou mais de 19 bilhões de dólares por meio do False Claims Act, sendo que mais de 13,4 milhões desse montante foram recuperados nos casos de fraude contra programas federais de saúde.

A investigação foi conduzida pelo FBI, pelo HHS-OIG, pelo Gabinete da Procuradoria Geral de Kentucky, pela Unidade de Controle de Fraude e Abuso do Medicaid, pela Área de Litígio Comercial da Divisão de Justiça Civil do Departamento de Justiça e pelo Gabinete da Procuradoria dos EUA para o Distrito Leste de Kentucky. As questões resolvidas por este acordo são apenas acusações, e não houve nenhuma determinação de responsabilidade.

30 de outubro de 2014 – Dignity Health concorda em pagar 37 milhões de dólares para resolver acusações do False Claims Act[77]

A Dignity Health concordou em pagar 37 milhões de dólares aos Estados Unidos para resolver acusações de que 13 de seus hospitais na Califórnia, em Nevada e no Arizona apresentaram solicitações conscientemente falsas ao Medicare e ao Tricare, internando pacientes que poderiam ter sido tratados de forma menos onerosa, em regime ambulatorial, anunciou hoje o Departamento de Justiça. A Dignity Health, anteriormente conhecida como Catholic Healthcare West, tem sede em São Francisco e é um dos cinco maiores sistemas hospitalares do país, com 39 hospitais em três estados.

---

[77] DEPARTMENT OF JUSTICE – OFFICE OF PUBLIC AFFAIRS. Dignity Health agrees to pay $37 million to settle False Claims Act allegations. Washington: US Department of Justice, 30 out. 2014. Disponível em: <https://www.justice.gov/opa/pr/dignity-health-agrees-pay-37-million-settle-false-claims-act-allegations>. Tradução nossa.

"Cobrar o governo por serviços de internação com custos mais elevados, dos quais os pacientes não precisam, desperdiça dólares vitais à área de saúde do país", disse a procuradora-geral adjunta em exercício, Joyce R. Branda, da Divisão Civil do Departamento de Justiça. [...]

Devido ao fato de os hospitais geralmente receberem pagamentos significativamente mais elevados dos programas de saúde federais por internações em comparação a tratamentos ambulatoriais, a internação desnecessária de numerosos pacientes, tal como as aqui alegadas, pode resultar em prejuízo financeiro substancial para os programas federais de saúde.

Os Estados Unidos alegaram que, de 2006 a 2010, 13 hospitais da Dignity Health cobraram do Medicare e do Tricare cuidados em regime de internação de alguns pacientes que foram submetidos a procedimentos cardiovasculares eletivos (por exemplo, *stents* e marca-passos) em cirurgias programadas, quando esses procedimentos deveriam ter sido cobrados como cirurgias ambulatoriais. Além disso, o governo alegou que, entre 2000 e 2008, 4 hospitais cobraram do Medicare por procedimentos eletivos de cifoplastia, que são minimamente invasivos e realizados para tratar certas fraturas por compressão vertebral e que deveriam ter sido declarados como procedimentos ambulatoriais menos onerosos. Por último, o governo alegou que, de 2006 a 2010, 13 hospitais internaram pacientes para realizar determinados diagnósticos médicos comuns, para os quais a internação era desnecessária do ponto de vista médico e os cuidados adequados poderiam ter sido prestados em um ambulatório ou em unidades de observação, de forma menos onerosa. Como parte do acerto realizado hoje, a Dignity Health assinou um acordo de integridade corporativa com o HHS-OIG [Gabinete de Inspetoria Geral do Departamento de Saúde e Serviços Humanos dos EUA], que exige que a empresa faça esforços significativos de conformidade ao longo dos próximos cinco anos. Pelo acordo, a Dignity deve contratar organizações de avaliação independentes para avaliar a exatidão das declarações da empresa aos serviços fornecidos aos beneficiários de programas federais de saúde.

"Os hospitais que tentarem aumentar os lucros por meio de internações dispendiosas e desnecessárias serão responsabilizados", disse o agente especial encarregado Ivan Negroni, do Gabinete do HHS-OIG de São Francisco. "Os pacientes e os contribuintes merecem ter as decisões médicas tomadas exclusivamente para o bem-estar do paciente, com base na necessidade médica."

Esse acordo resolveu uma ação movida no Tribunal Distrital dos EUA para o Distrito Norte da Califórnia por Kathleen Hawkins, uma ex-funcionária da Dignity, de acordo com [...] disposições do False Claims Act [Lei contra Falsas Alegações] que permite que pessoas físicas movam ações judiciais em nome dos Estados Unidos e obtenham parte da restituição feita ao governo. Hawkins receberá aproximadamente 6,25 milhões de dólares. [...]

O acordo foi resultado de um esforço coordenado pela Divisão Civil, pelo Gabinete dos Procuradores dos EUA para o Distrito Norte da Califórnia, pelo Distrito Oeste de Nova York e pelo HHS-OIG.

O título do caso é ex rel. Hawkins v. Catholic Healthcare West, et al., CV C 09-5604 JCS. As alegações resolvidas por este acordo são apenas acusações e não houve nenhuma determinação de responsabilidade.

4. Fim da indústria de liminares

"Não se pode admitir a utilização do Poder Judiciário como meio para a perpetração de tais atos fraudulentos." Essa declaração está inscrita na justificativa do projeto de lei elaborado pela CPI da Câmara dos Deputados com o propósito de "disciplinar a concessão de tutela de urgência em demandas judiciais que envolvam o fornecimento de medicamentos e dispositivos médicos". Diante de tudo o que viram e ouviram ao longo das investigações da CPI, os deputados renderam-se às evidências de que a judicialização, com sua onda de liminares, tinha conexão com irregularidades e crimes na saúde. Evidências estas que há tempos vinham sendo denunciadas pelas empresas da Saúde Suplementar e também por autoridades e gestores da saúde pública.

A partir da prescrição de produtos desnecessários (e em alguns casos contraindicados) para os pacientes, constatou-se que alguns médicos foram financeiramente beneficiados quando da realização de sua venda – a preços exorbitantes, diga-se de passagem –, custeada pelo Poder Público ou por operadoras de planos de saúde.

As fraudes, que acarretaram prejuízo aos cofres públicos, à coletividade de usuários de planos de saúde (com a dispersão dos valores nos preços dos serviços) e mesmo à saúde dos pacientes, contaram, não raras vezes, com a chancela do Poder Judiciário, mediante a concessão de liminares em situações tidas por urgentes.

A pulverização de pedidos dessa natureza no âmbito da Justiça brasileira impede a verificação de atuação sistemática de determinados agentes e da operação criminosa operada pelos agentes envolvidos[78].

> 'As fraudes [...] contaram, não raras vezes, com a chancela do Poder Judiciário, mediante a concessão de liminares em situações tidas por urgentes.' (Relatório final da CPI da Câmara dos Deputados.)

O projeto de lei procura cercar a concessão de liminares com procedimentos que reduzam as possibilidades de manipulação da Justiça. Sabe-se, por exemplo, que a alegação de urgência de casos médicos é um instrumento muito usado pela máfia com esse propósito. Para evitar que, nessas condições, a decisão do juiz se dê sem que a parte contrária tenha oportunidade de se pronunciar, o projeto propõe que a empresa ou instituição citada (plano de saúde ou SUS, dependendo do caso) tenha cinco dias para se manifestar em relação ao pedido de liminar. Além disso, estabelece que o juiz, sempre que possível, requisite parecer elaborado por profissional da saúde integrante da câmara técnica do Tribunal ou de entidade conveniada.

O projeto pretende também transformar em lei algumas normas e regulamentações de órgãos do setor, que nem sempre são levadas em conta em decisões judiciais. É o caso do artigo do projeto em que se determina que os pedidos de tutela para realização de procedimentos médicos especifiquem não a marca, mas as características do produto, "conforme regulamentado

---

[78] COMISSÃO PARLAMENTAR DE INQUÉRITO – MÁFIA DAS ÓRTESES E PRÓTESES NO BRASIL. *Relatório final*. Brasília: Câmara dos Deputados, 15 jul. 2015. p. 217.

pelo órgão médico competente e respectivo registro na Agência Nacional de Vigilância Sanitária – Anvisa". Se não quiser empregar os medicamentos ou próteses que constam da Relação Nacional de Ações e Serviços de Saúde (Renases) ou da Relação Nacional de Medicamentos Essenciais (Rename), ou daquelas oferecidas pelo plano de saúde, o médico também terá de apresentar suas razões ao juiz.

As propostas embutidas no projeto convergem para algumas das manifestações anteriores do Conselho Nacional de Justiça (CNJ) a respeito do tema. Como resultado da I Jornada de Direito da Saúde, realizada em maio de 2014, o CNJ publicou 45 enunciados interpretativos sobre o direito da saúde[79], com orientações específicas aos magistrados sobre questões tais como:

- Medicamentos não registrados ou experimentais:

ENUNCIADO n. 5 – SAÚDE PÚBLICA

Deve-se evitar o processamento, pelos juizados, dos processos nos quais se requer medicamentos não registrados pela Anvisa, *off label* e experimentais, ou ainda internação compulsória, quando, pela complexidade do assunto, o respectivo julgamento depender de dilação probatória incompatível com o rito do juizado.

ENUNCIADO n. 6 – SAÚDE PÚBLICA

A determinação judicial de fornecimento de fármacos deve evitar os medicamentos ainda não registrados na Anvisa, ou em fase experimental, ressalvadas as exceções expressamente previstas em lei.

---

[79] A I Jornada de Direito da Saúde, realizada na sede do Tribunal de Justiça de São Paulo nos dias 14 e 15 de maio de 2014, reuniu magistrados, representantes do Ministério Público e das procuradorias, advogados, gestores, acadêmicos e outros profissionais ligados à área. CONSELHO NACIONAL DE JUSTIÇA. Enunciados aprovados na I Jornada de Direito da Saúde do Conselho Nacional de Justiça em 15 de maio de 2014 – São Paulo-SP. Disponível em: <http://www.cnj.jus.br/programas-e-acoes/forum-da-saude/i-jornada-de-direito-da-saude> e em: <http://www.cnj.jus.br/images/ENUNCIADOS_APROVADOS_NA_JORNADA_DE_DIREITO_DA_SAUDE_%20PLENRIA_15_5_14_r.pdf>. Acesso em: 30 jul. 2016.

- Especificações dos produtos indicados:

  ENUNCIADO n. 15 – SAÚDE PÚBLICA

  As prescrições médicas devem consignar o tratamento necessário ou o medicamento indicado, contendo a sua Denominação Comum Brasileira (DCB) ou, na sua falta, a Denominação Comum Internacional (DCI), o seu princípio ativo, seguido, quando pertinente, do nome de referência da substância, posologia, modo de administração e período de tempo do tratamento e, em caso de prescrição diversa daquela expressamente informada por seu fabricante, a justificativa técnica.

  ENUNCIADO n. 28 – SAÚDE SUPLEMENTAR

  Nas decisões liminares para o fornecimento de órteses, próteses e materiais especiais – OPME, o juiz deve exigir a descrição técnica e não a marca específica e/ou o fornecedor, em consonância com o rol de procedimentos e eventos em saúde vigentes na ANS e na Resolução n. 1956/2010 do CFM, bem como a lista de verificação prévia sugerida pelo CNJ.

- Divergências sobre a prescrição entre plano de saúde e médico:

  ENUNCIADO n. 24 – SAÚDE SUPLEMENTAR

  Cabe ao médico assistente a prescrição terapêutica a ser adotada. Havendo divergência entre o plano de saúde contratado e o profissional responsável pelo procedimento médico, odontológico e/ou cirúrgico, é garantida a definição do impasse através de junta constituída pelo profissional solicitante ou nomeado pelo consumidor, por médico da operadora e por um terceiro, escolhido de comum acordo pelos dois profissionais, cuja remuneração ficará a cargo da operadora.

Os enunciados do CNJ também reforçavam a importância dos Núcleos de Apoio Técnico do Poder Judiciário (NATs) para auxiliar nas demandas judiciais que envolvem a assistência à saúde, uma iniciativa que tem sido adotada pelos Tribunais de Justiça em vários estados brasileiros.

> ENUNCIADO n. 18 – SAÚDE PÚBLICA
>
> Sempre que possível, as decisões liminares sobre saúde devem ser precedidas de notas de evidência científica emitidas por Núcleos de Apoio Técnico em Saúde – NATS.

> ENUNCIADO n. 31 – SAÚDE SUPLEMENTAR
>
> Recomenda-se ao juiz a obtenção de informações do Núcleo de Apoio Técnico ou Câmara Técnica e, na sua ausência, de outros serviços de atendimento especializado, tais como instituições universitárias, associações profissionais etc.

Por fim, a questão dos contratos:

> ENUNCIADO n. 21 – SAÚDE SUPLEMENTAR
>
> Nos contratos celebrados ou adaptados na forma da Lei n. 9.656/98, recomenda-se considerar o rol de procedimentos de cobertura obrigatória elencados nas Resoluções da Agência Nacional de Saúde Suplementar, ressalvadas as coberturas adicionais contratadas.

Na II Jornada de Direito da Saúde, ocorrida nos dias 18 e 19 de maio de 2015, novos enunciados vieram reforçar essa preocupação em orientar os magistrados a conter a judicialização da saúde[80]. Abordaram a questão dos medicamentos e materiais não registrados na Anvisa, não apreciados pela Comissão Nacional de Incorporação de Tecnologias no SUS (Conitec) ou que não integram a lista oficial ou protocolo do SUS:

> ENUNCIADO n. 50 – SAÚDE PÚBLICA
>
> Salvo prova da evidência científica e necessidade premente, não devem ser deferidas medidas judiciais de acesso a medicamentos e materiais não registrados pela Anvisa ou para uso *off label*.

---

[80] CONSELHO NACIONAL DE JUSTIÇA. Enunciados aprovados na II Jornada de Direito da Saúde. São Paulo, 18-19 maio 2015. Disponível em: <http://www.cnj.jus.br/files/conteudo/destaques/arquivo/2015/05/96b5b10aec7e5954fcc1978473e4cd80.pdf>. Acesso em: 14 out. 2016.

Não podem ser deferidas medidas judiciais que assegurem o acesso a produtos ou procedimentos experimentais.

ENUNCIADO n. 57 – SAÚDE PÚBLICA

Em processo judicial no qual se pleiteia o fornecimento de medicamento, produto ou procedimento, é recomendável verificar se a questão foi apreciada pela Comissão Nacional de Incorporação de Tecnologias no SUS – Conitec.

ENUNCIADO n. 58 – SAÚDE PÚBLICA

Quando houver prescrição de medicamento, produto, órteses, próteses ou procedimentos que não constem em lista (Rename/Renases) ou protocolo do SUS, recomenda-se a notificação judicial do médico prescritor, para que preste esclarecimentos sobre a pertinência e necessidade da prescrição, bem como para firmar declaração de eventual conflito de interesse.

ENUNCIADO n. 59 – SAÚDE PÚBLICA

As demandas por procedimentos, medicamentos, próteses, órteses e materiais especiais, fora das listas oficiais, devem estar fundadas na Medicina Baseada em Evidências.

Os enunciados emitidos pelo CNJ são resultado de discussões aprofundadas, de caráter técnico e jurídico, e constituem material valioso, a ser considerado no momento em que a proposta da CPI se transformar em legislação efetiva. Por fim, tão ou mais importante para que se ponha um paradeiro à judicialização artificial e exacerbada da saúde é a definição de limites razoáveis à interpretação da cláusula constitucional segundo a qual cabe ao Estado assegurar o direito do cidadão à saúde. À falta desses limites, abrem-se as portas para demandas ilimitadas. Como os recursos da saúde pública e privada não são infinitos, é necessário pacificar o entendimento sobre a questão, levando em conta o custo que esta ou aquela interpretação terá para a sociedade, suas consequências para a saúde pública e para a Saúde Suplementar e seu impacto nas contas públicas.

5. Regulação econômica, transparência da informação e defesa da concorrência

O tabuleiro em que se desenrola o jogo das OPME tem dois lados. Em um deles, como vimos, os fabricantes movimentam as pedras para chegar até os consumidores através do trabalho de convencimento dos médicos. Esse é o lado em que o *marketing* de empresas que participam da máfia descamba para o jogo sujo da corrupção. Na outra banda do tabuleiro, o jogo se passa no campo da economia. Aqui, também, as mesmas empresas usam de expedientes escusos para catapultar seus lucros: fecham contratos de exclusividade para impedir a concorrência e impor preços muito acima dos praticados em outros países. Com lances combinados, de um lado e de outro, a máfia das próteses pretende controlar o fornecimento e os preços dos dispositivos médicos, manipulando a prescrição e o consumo.

Ao se debruçar sobre a questão econômica da comercialização das órteses, próteses e materiais especiais, tanto as Comissões Parlamentares de Inquérito como o Grupo de Trabalho Interinstitucional (GTI-OPME) identificaram diversos problemas, distorções e falhas de mercado que explicam por que os gastos com a assistência à saúde não param de crescer. Essas distorções estão assim sumarizadas no relatório do GTI-OPME, como "contenciosos que precisam ser sanados":

- Existência de falhas de mercado no mercado brasileiro de dispositivos médicos implantáveis, notadamente na forma de assimetrias de informação.

- Agregação irregular de altas margens de comercialização sobre o preço de órteses, próteses e materiais especiais.

- Recusa de venda e discriminação de consumidores geradas pela divisão de mercado em regiões geográficas de comercialização exclusiva para determinadas empresas de distribuição, escolhidas deliberadamente por fabricantes e importadores de dispositivos médicos implantáveis.

- Presença de expressiva variação de preços praticados para um mesmo produto no mercado de dispositivos médicos implantáveis, com imposição de preços frequentemente majorados em relação aos do mercado internacional[81].

O Relatório Final da CPI da Câmara dos Deputados, no tópico "Problemas constatados na cadeia de produção e comercialização", desenha um panorama semelhante:

> Falta principalmente transparência no processo de formação de preços e de distribuição dos dispositivos médicos. Conforme foi exposto à CPI, a margem de acréscimo do distribuidor embute uma série de custos, dentre os quais a manutenção e movimentação de estoques, o transporte de itens para as unidades de saúde, a esterilização e reesterilização, o fornecimento e transporte de instrumental cirúrgico em condições de uso para a instalação de órteses e próteses, o treinamento de pessoal especializado. No entanto, é necessário que todos esses elementos estejam declarados de forma clara e acessível ao conhecimento do consumidor. Se forem conhecidos os fatores de formação de preço tornar-se-á mais difícil embutir custos ocultos e de legalidade duvidosa, como o pagamento de propina a médicos, ainda que a título de consultoria.
>
> Grave, também, é a divisão territorial estanque observada no mercado das OPME, em que as empresas fabricantes ou importadoras concedem a distribuidores cartas de exclusividade para atuar em determinada base territorial, restringindo a possibilidade de livre concorrência. Como resultado, compradores não podem recorrer a distribuidores ou praças que ofereçam preços mais vantajosos e veem-se obrigados a submeter-se a preços muitas vezes abusivos[82].

Diante desse painel de falhas, distorções, desvios e irregularidades, convergiram as conclusões do GTI-OPME e da CPI da Câmara dos Deputados. Os relatórios de ambos os grupos indicaram a intervenção reguladora do Estado como uma condição

---

[81] GRUPO DE TRABALHO INTERINSTITUCIONAL SOBRE ÓRTESES, PRÓTESES E MATERIAIS ESPECIAIS (GTI-OPME). *Relatório final*. Brasília: jul. 2015. p. 148.

[82] COMISSÃO PARLAMENTAR DE INQUÉRITO – MÁFIA DAS ÓRTESES E PRÓTESES NO BRASIL. *Relatório final*. Brasília: Câmara dos Deputados, 15 jul. 2015. p. 169.

indispensável para sanar as falhas de mercado. A CPI deu forma legislativa a essa ideia, com a elaboração de projeto de lei para regulação do mercado dos dispositivos médicos implantáveis:

> A assimetria extrema de informações técnicas e econômicas no setor de dispositivos médicos implantáveis tem como consequência facilmente constatável que o mercado é, sim, livre, porém somente para os vendedores e não para os compradores[83].

Nessa linha, a CPI propôs, entre outras coisas, que se atribua à Câmara de Regulação do Mercado de Medicamentos (CMED), que integra o Conselho de Governo, a competência legal para estender sua atuação à regulação do mercado de dispositivos médicos implantáveis. A CMED, criada em 6 de outubro de 2003 (Lei n. 10.742), contribuiu para pôr um pouco de ordem no mercado de medicamentos. A aposta da CPI é que, com a experiência adquirida, a Câmara possa fazer o mesmo no segmento das OPME.

O relatório do GTI-OPME não deixa dúvidas de que o Estado deve exercer seu poder regulador e disciplinador:

> A existência de falhas de mercado justifica, portanto, a intervenção regulatória do Estado no mercado de dispositivos médicos implantáveis.
>
> Com isso, busca-se reduzir a assimetria de informações e o poder de mercado de alguns setores, de modo a evitar a prática de condutas anticoncorrenciais, o exercício de poder de mercado e aumentar o bem-estar social.
>
> A necessidade de marco regulatório não é somente para proteger o usuário, serviço e mesmo o fabricante de dispositivos médicos implantáveis.
>
> A regulação econômica significa, também, assegurar a previsibilidade das regras e a estabilidade das operações de mercado para os diversos componentes da cadeia produtiva e de uso de dispositivos médicos implantáveis[84].

---

[83] Idem, p. 188.
[84] GRUPO DE TRABALHO INTERINSTITUCIONAL SOBRE ÓRTESES, PRÓTESES E MATERIAIS ESPECIAIS (GTI-OPME). *Relatório final*. Brasília: jul. 2015. p. 122-123.

> **A existência de falhas de mercado justifica, portanto, a intervenção regulatória do Estado no mercado de dispositivos médicos implantáveis. Com isso, busca-se reduzir a assimetria de informações e o poder de mercado de alguns setores, de modo a evitar a prática de condutas anticoncorrenciais, o exercício de poder de mercado e aumentar o bem-estar social.**
> **(Relatório final do GTI-OPME.)**

Os objetivos pretendidos com a ação do Estado seriam: monitorar o mercado de dispositivos médicos; exigir transparência nas relações entre fabricantes, distribuidores, estabelecimentos de saúde, médicos e outros prestadores de serviços, com regras para a divulgação desses dados; reduzir a assimetria de informações e equiparar preços com o mercado internacional; estimular a inovação; e ampliar a oferta para favorecer a concorrência.

Em termos práticos, as medidas propostas para alcançar esses objetivos são:

1. Criar um sistema de informações para o monitoramento do mercado de dispositivos médicos implantáveis e para futuras ações para redução das assimetrias de informações.

1.1. Instrumento regulatório de mercado – com o fim de reduzir assimetrias de informações e promover as boas práticas de mercado. Deve adotar em seus relatórios uma chave padronizadora, com base nos critérios definidos pela Anvisa, que possibilite a comparabilidade entre produtos.

1.2. Módulo "Relatório Anual de Comercialização" – alimentado com informações mensais de mercado, colhidas anualmente com os detentores de registro (fabricante ou importador), tais como quantidade anual comercializada por produto; faturamento anual por produto e destino das vendas por segmento (governo, plano de saúde, hospitais/clínicas, distribuidores, pessoa física, exportação e outros).

1.3. Módulo "Interfaces com outros bancos de dados" – interligará outros bancos de informação de comercialização dos dispositivos implantáveis como o Banco da ANS (preço praticado para as operadoras de saúde); o Banco de Preços da Saúde (preço praticado no setor público); o Registro Nacional de Implantes – RNI (preço de venda de distribuidores a hospitais e clínicas).

1.4. Resolução CMED – para definir os critérios e informações a serem divulgadas com objetivo de reduzir assimetrias de informações.

2. Elaborar proposta legislativa para regular economicamente o setor de dispositivos médicos implantáveis pela aplicação de modelo de Preço de Referência Externo.

2.1. Criação de Grupo de trabalho interministerial (Casa Civil, MS, MDIC, MJ e MF).

2.2. Elaboração de proposta legislativa com modelo de Preço de Referência Externo.

2.3. Submissão da proposta legislativa a consulta pública.

3. Elaborar proposta para flexibilizar a importação de dispositivos médicos implantáveis e ampliar a produção nacional desses produtos no Brasil, com redução de preços[85].

As propostas do GTI-OPME, bem como as da CPI – incluindo o projeto de lei por ela elaborado –, atacam diversas frentes em que o mercado se encontra vulnerável e insuficientemente regulado. Para que surtam efeito é preciso que, após levadas adiante, seus resultados sejam aferidos e trazidos a debate para avaliação e eventuais correções de rumo. São medidas cujos objetivos também vão ao encontro de reivindicações do setor privado de saúde e da Saúde Suplementar. Seria importante, no entanto, que outros órgãos que atuam no campo econômico também fossem envolvidos.

A esse propósito, o documento "Os desafios da Saúde Suplementar e as medidas necessárias para enfrentá-los", assinado por Abramge, FenaSaúde, Anahp e Anab e enviado ao Ministério da Saúde em março de 2015, acertadamente preconizava:

---

[85] Idem, p. 149-151.

(a) Punição e repressão às práticas anticomerciais e antiéticas.

(b) Adoção de medidas regulatórias para eliminar os custos artificiais de materiais especiais e medicamentos. Entre outras medidas, divulgar parâmetros dos custos das OPME tanto pela Agência Nacional de Vigilância Sanitária (Anvisa), que regulamenta a autorização para a utilização de tais artigos no Brasil, como pela Receita Federal do Brasil, que disciplina o ingresso das OPME importadas em território nacional, visando assegurar a transparência, coibir o abuso econômico nos processos de comercialização e fazer prevalecer as condições de concorrência no setor.

(c) Ação da SDE [Secretaria de Direito Econômico] e do Cade [Conselho Administrativo de Defesa Econômica] para assegurar a concorrência de mercado e punir práticas anticoncorrenciais e/ou de cartel.

6. Regulação sanitária, incorporação tecnológica e Registro Nacional de Implantes

Os problemas para passar a limpo o mundo das órteses, próteses e materiais especiais começam pela dificuldade em dar nomes aos bois. Não existe no sistema de saúde brasileiro uma nomenclatura única para identificar os produtos. Disso decorrem complicações na comercialização, no uso e no controle desses dispositivos. Essa babel é resultado de uma organização ineficiente por parte das instâncias governamentais responsáveis pelo setor. Mas seria ingenuidade ignorar que a confusão, se prejudica a ação do Estado, favorece aqueles que dela tiram grande proveito econômico.

Um bom retrato das distorções com que nos defrontamos foi apresentado na CPI da Câmara dos Deputados pela consultora Andrea Bergamini, uma das maiores especialistas do setor de saúde em OPME. Fica evidente, nos casos que ela comenta, que o sistema atual de registros de OPME de pouco serve para conferir transparência ao mercado. Ao contrário, é um nevoeiro no qual as empresas se movimentam às cegas. Para ilustrar o que diz, Andrea toma como exemplo o *"stent* coronário expansível por balão eluidor de drogas"*, que é o *stent* farmacológico:

"Cada marca, cada fabricante [do *stent* farmacológico] vai ter um nome na Anvisa, o nome comercial. Isso dificulta muito a tomada de decisão [e até] para se fazer o comparativo técnico. Dependendo da especialidade, até na hora de fazer a solicitação médica [se] tem dificuldade, [devido] à quantidade de nomes que tem na Anvisa, nomes completamente diferentes do que se quer dizer [...]. Com isso, a variação de valores pode, sei lá, ser de 4 mil reais a 18, 19 mil reais[86]."

O Grupo de Trabalho Interinstitucional, depois de analisar o assunto, concluiu pela necessidade de reestruturar o setor no que se refere à regulação sanitária, tendo como ponto de partida a questão da nomenclatura:

[...] os mesmos produtos podem ser encontrados com denominações diversas em várias classificações, como as da Agência Nacional de Saúde Suplementar (ANS), por meio da Terminologia Unificada da Saúde Suplementar (TUSS); do Ministério da Saúde (MS), com a Tabela de Procedimentos, Medicamentos, Órteses, Próteses e Materiais Especiais do SUS (SIGTAP); do Ministério do Desenvolvimento, Indústria e Comércio Exterior (MDIC), com a Nomenclatura Comum do Mercosul; e as da Receita Federal, do Banco Nacional de Desenvolvimento Econômico e Social (BNDES) e do Instituto Brasileiro de Geografia e Estatística (IBGE), que utilizam como base a Classificação Nacional de Atividades Econômicas (CNAE).

O relatório do GTI-OPME, logo em seguida, conclui que o fato de não haver uma nomenclatura uniforme dificulta o estabelecimento de políticas de utilização dos produtos, impede que sejam realizados estudos comparativos e dificulta ou mesmo impossibilita a comparação entre produtos:

A falta de uma padronização tem inviabilizado a identificação de cada produto, em diferentes bases, pelos agentes públicos e do mercado[87].

---

[86] DEPARTAMENTO DE TAQUIGRAFIA, REVISÃO E REDAÇÃO. NÚCLEO DE REDAÇÃO FINAL EM COMISSÕES. CPI - Máfia das Órteses e Próteses no Brasil. Reunião n. 0464/15. Brasília: Câmara dos Deputados, 5 maio 2015. p. 18.

[87] GRUPO DE TRABALHO INTERINSTITUCIONAL SOBRE ÓRTESES, PRÓTESES E MATERIAIS ESPECIAIS (GTI-OPME). *Relatório final*. Brasília: jul. 2015. p. 107. Texto adaptado.

> **"** A falta de uma padronização tem inviabilizado a identificação de cada produto, em diferentes bases, pelos agentes públicos e do mercado. (Relatório final do GTI-OPME.) **"**

Não minimizemos as dificuldades de pôr ordem num mercado globalizado que vive a ebulição de 14 mil lançamentos por ano. Em todo o mundo, essa é uma questão que deixa as autoridades reguladoras de cabeça quente. Entretanto, é possível extrair de muitos países exemplos de sistemas mais bem aparelhados para supervisionar o mercado, impedir distorções e abusos e monitorar os resultados produzidos pelos dispositivos que estão em uso. No linguajar dos economistas, essa "assimetria de informação" que torna as relações de compra e venda desequilibradas é uma "falha de mercado". É preciso corrigi-la.

Como primeiro passo, o GTI-OPME cobrou da Anvisa a "adoção de nomenclatura e classificação únicas" e a estruturação do Registro Nacional de Implantes (RNI). Algumas providências foram tomadas pela autarquia federal, que é a autoridade maior no assunto: elegeu como referência o padrão adotado pela organização internacional que gerencia o banco de dados Global Medical Device Nomenclature (GMDN – Nomenclatura Global de Dispositivos Médicos) e contratou um estudo para compatibilizar os nomes técnicos adotados pela autarquia e pelo Ministério da Saúde. O trabalho foi deixado a cargo da Universidade Federal de Itajubá (Unifei), de Minas Gerais. O relatório enfatiza a necessidade de também se estabelecer um sistema inequívoco de identificação de cada modelo de produto:

> Além da padronização de nomes técnicos, que será realizada pela Unifei com base na GMDN, é muito importante que se uniformize a identificação única de cada modelo de produto registrado no país. Logo, é essencial que o registro, nome comercial e modelos informados pelos detentores de registros e aprovados pela Anvisa sejam utilizados durante todas as transações comerciais

no país [...]. Dessa forma, será possível identificar cada modelo de produto registrado na Anvisa de forma inequívoca no mercado nacional.

Mais adiante, o relatório recomenda que o SUS, a Saúde Suplementar e a Anvisa falem a mesma língua:

> [...] é importante frisar a necessidade de unificação de termos e classificações das bases de informação do SUS, Anvisa, ANS[88].

De fato, falam-se muitas línguas. No sistema público existe o Sistema de Gerenciamento da Tabela de Procedimentos, Medicamentos, Órteses, Próteses e Materiais Especiais do SUS (Sigtap). Há também o Banco de Preços em Saúde (BPS), que registra e disponibiliza *on-line* informações sobre as compras públicas e privadas de medicamentos e produtos para a saúde. Ambos utilizam nomenclaturas próprias que impossibilitam a identificação do produto registrado na Anvisa.

Na Saúde Suplementar, temos a dupla TISS e TUSS. O TISS – Troca de Informação em Saúde Suplementar – é um sistema padrão obrigatório para as trocas eletrônicas de dados entre os agentes da Saúde Suplementar. TUSS, como vimos anteriormente, é a sigla de Terminologia Unificada da Saúde Suplementar, que adotou como referência a nomenclatura da Classificação Brasileira Hierarquizada de Procedimentos Médicos (CBHPM), proposta pela Associação Médica Brasileira.

Sobre tudo isso paira o Rol de Procedimentos e Eventos em Saúde, através do qual a ANS estabelece a cobertura mínima obrigatória para os planos de saúde. O Rol difere tanto do CBHPM quanto do TUSS[89]. A unificação das terminologias e a integração desses sistemas vai trazer racionalidade, confiabilidade e economia ao sistema – e, certamente, diminuirá o campo de manobra da máfia.

Outro passo importante sugerido pelo GTI-OPME é a estruturação do Registro Nacional de Implantes, uma base de dados

---

[88] Idem, p. 108; 112.
[89] Idem, p. 59.

sobre pacientes, procedimentos médicos e implantes utilizados nos serviços hospitalares. O papel do RNI será reunir dados "provenientes de fabricação, importação, comercialização de produtos implantáveis e posteriores procedimentos ocorridos na rede SUS e na rede do setor da Saúde Suplementar, bem como gerar informações para a caracterização e o rastreamento do uso desses produtos, serviços e respectivos profissionais de forma a instrumentalizar a construção de uma Rede Nacional de Registro de Produtos para a Saúde"[90]. A partir desses dados, será possível rastrear os implantes e avaliar os resultados de sua utilização, cobrindo uma lacuna hoje existente no sistema de saúde brasileiro:

> Pretende-se que a base de dados da Plataforma RNI, ao longo do tempo, ofereça informações para avaliação das melhores condutas e materiais por perfil de paciente, o mapeamento da relação custo-benefício de procedimento *versus* material, o monitoramento das razões de degradação biológica ou mecânica das próteses, os motivos de revisão e, principalmente, seja capaz de monitorar todo o ciclo de vida das próteses e seus componentes, desde o fabricante até a remoção do paciente.
>
> A rastreabilidade tem o objetivo de caracterizar e identificar a aplicação, histórico, eventos, processos e localização de um produto, por meio de registros capazes de explicitar sua identificação e procedência.
>
> Rastrear um dispositivo médico implantável possibilita que seja conhecida sua história, localização e aplicação por meio do registro e recuperação de informações relacionadas à sua identificação e codificação, gerando conhecimento sobre sua origem e o seu destino final.
>
> Na eventualidade de surgir um problema relacionado a dispositivos médicos implantáveis, a partir dos registros na Plataforma RNI, prevê-se identificar as etapas e principais agentes relacionados com o ciclo de vida do produto em questão[91].

---

[90] Idem, p. 112.
[91] Idem, p. 119.

Tão importante quanto pôr fim à balbúrdia que reina no campo da nomenclatura, com a adoção de um sistema único e inequívoco de identificação das OPME, é a definição de uma política unificada de incorporação tecnológica, válida para os setores público e privado.

Uma reforma nesse sentido deveria ter como um de seus objetivos assegurar que os produtos incluídos no rol de procedimentos do SUS e da Saúde Suplementar atendam a critérios rigorosos de eficácia, segurança, efetividade, e, também, a padrões de custo-efetividade. Ou, visto de outra perspectiva, deveria impor uma avaliação científica dos produtos que evite a incorporação de novidades puramente cosméticas, disfarçadas de tecnologia avançada[92]; ou de tecnologias que incorporem custos sem incorporar vantagens para os tratamentos; ou de tecnologias de má qualidade, de eficácia não comprovada. Dessa forma, alguns obstáculos adicionais à ação da máfia das próteses e dos cartéis seriam colocados.

O órgão que dá a última palavra sobre incorporação, exclusão ou alteração nas tecnologias usadas no Sistema Único de Saúde é a Conitec (Comissão Nacional de Incorporação de Tecnologias no SUS). Ela soma outra responsabilidade: a de definir os temas, acompanhar a elaboração, avaliar e revisar periodicamente os Protocolos Clínicos e Diretrizes Terapêuticas (PCDT), documentos que indicam as tecnologias mais apropriadas para o diagnóstico e tratamento dos doentes. Uma vez chanceladas pela Conitec e indicadas nos PCDT, elas passam a ser cobertas integralmente pelo SUS. Tudo isso deságua nas tabelas de procedimentos usados pelo SUS para reembolsar os fornecedores pela prestação de serviços assistenciais. Além das consequências de ordem clínica, portanto, as decisões da Conitec têm impacto decisivo sobre os gastos do sistema público.

---

[92] "A indústria de dispositivos médicos tem se comportado nos mercados nacional e internacional de forma a introduzir seus produtos com a utilização de uma diversidade de tecnologias para produção, muitas vezes diversificando apenas detalhes os quais muitas vezes são utilizados para elevar injustificadamente os preços cobrados." In: GRUPO DE TRABALHO INTERINSTITUCIONAL SOBRE ÓRTESES, PRÓTESES E MATERIAIS ESPECIAIS (GTI-OPME). *Relatório final*. Brasília: jul. 2015. p. 64.

Na Saúde Suplementar, é da ANS a atribuição de regular o processo de incorporação de tecnologias ao Rol de Procedimentos e Eventos em Saúde, com o apoio da Conitec. Na avaliação do GTI-OPME, apesar das revisões periódicas do Rol, "a velocidade com a qual a tecnologia entra no mercado por vezes é maior, o que causa uma demanda de prestadores e usuários por estas novas tecnologias, gerando uma pressão significativa aos envolvidos no processo, principalmente aquele que tem a responsabilidade de vetar ou autorizar a sua utilização"[93]. A pressão, quando exercida sob o comando da máfia das próteses, se expressa de maneira veemente por meio da judicialização da saúde.

Para que se possa fechar essa porta, usada de maneira rotineira pelos mafiosos, é importante que todo o processo de incorporação de tecnologias seja submetido a uma revisão. O ideal é que se defina uma política nacional de incorporação tecnológica unificada para os setores público e privado, e que a Conitec estabeleça "parâmetros para a incorporação tecnológica, inclusão de novas coberturas no Rol de Procedimentos e transparência de preços", conforme reivindicação apresentada pelos representantes da Saúde Suplementar ao Ministério da Saúde em março de 2015.

7. Protocolos clínicos e normas para o uso de dispositivos implantáveis

O Grupo de Trabalho Interinstitucional, que, como vimos, foi criado pelo governo federal para estudar e propor mudanças que impedissem a ação da máfia das próteses no setor de saúde, ressaltou em seu relatório a importância do uso de protocolos e outros tipos de guias de prática clínica para regular o uso de dispositivos médicos implantáveis (DMI).

> A definição de protocolos [...] pode ser considerada a base para a regulação do sistema de saúde. Esses documentos embasados cientificamente auxiliam os gestores do SUS e de operadoras

---

[93] Idem, p. 58.

e estabelecimentos privados de saúde no planejamento e quantificação das necessidades, além de orientar profissionais de saúde, bem como os agentes do direito, sobre as ofertas de tecnologias em saúde comprovadamente efetivas e seguras [...][94].

Os protocolos, além de estabelecer um padrão de qualidade para os tratamentos e ampliar a segurança dos pacientes – pois as suas recomendações são baseadas em evidências científicas e na literatura médica –, trariam a vantagem adicional de estipular as normas para o acompanhamento das tecnologias em uso. As indicações sobre a tecnologia ou a prótese a ser utilizada num implante são feitas pelo médico, com base em seu repertório pessoal de informações ou nos dados fornecidos pelos próprios fabricantes. Falta, portanto, um conjunto sistematizado de informações no qual sejam registradas experiências reais de uso desses produtos e que sirva de referência para os próprios médicos, bem como para usuários, outros profissionais da saúde, gestores, autoridades e agentes públicos e privados da assistência à saúde e da Justiça.

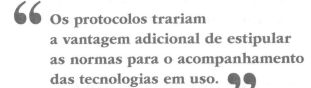

> Os protocolos trariam a vantagem adicional de estipular as normas para o acompanhamento das tecnologias em uso.

Como ressalta o relatório, os protocolos podem definir os procedimentos "para o monitoramento da perda de eficácia, contraindicações, surgimento de intolerância ou reação adversa relevante, provocadas pelo produto ou procedimento de primeira escolha"[95].

Desde 2010, o Ministério da Saúde vem conduzindo uma experiência importante nesse campo, com a elaboração de Protocolos Clínicos e Diretrizes Terapêuticas para tentar garantir o melhor cuidado à saúde do usuário do SUS. A elaboração do

---

[94] GRUPO DE TRABALHO INTERINSTITUCIONAL SOBRE ÓRTESES, PRÓTESES E MATERIAIS ESPECIAIS (GTI-OPME). *Relatório final*. Brasília: jul. 2015. p. 11.

[95] Idem, p. 133.

material, que, como vimos anteriormente, é coordenada pela Conitec, conta com a participação do Hospital Alemão Oswaldo Cruz e de um grupo de técnicos de diversas áreas, incluindo medicina, bioquímica, farmácia, fisioterapia, tecnologia e administração.

O trabalho foi publicado em três cadernos e também está disponível no *site* da Conitec. Foram elaborados protocolos que estabelecem "claramente os critérios de diagnóstico de cada doença, o algoritmo de tratamento das doenças com as respectivas doses adequadas e os mecanismos para o monitoramento clínico em relação à efetividade do tratamento e a supervisão de possíveis efeitos adversos"[96]. E a lista, que vai sendo ampliada progressivamente, inclui doenças que vão da "acne grave" às "uveítes posteriores não infecciosas".

A mesma trilha poderia ser seguida para regular os principais tratamentos que envolvem a utilização de próteses implantáveis, por meio de protocolos ou documentos similares.

O relatório do GTI-OPME pondera que, para alguns tratamentos com o uso de dispositivos médicos implantáveis nas áreas de neurologia, cardiologia e ortopedia, inicialmente seria recomendável utilizar, em lugar do PCDT, o modelo de Norma de Autorização.

> Visando a facilitação das auditorias e o incentivo ao uso racional de órteses, próteses e materiais especiais no sistema de saúde público e privado, o modelo de documento escolhido para essa finalidade foi a Norma de Autorização. Isso sem o prejuízo de que num futuro próximo o Ministério da Saúde elabore protocolo de uso de determinada tecnologia ou mesmo a sua inclusão em protocolo clínico elaborado especificamente para determinada doença ou condição clínica[97].

---

[96] Protocolos Clínicos e Diretrizes Terapêuticas. In: Portal da Saúde – Ministério da Saúde, 1º abr. 2014. Disponível em: <http://portalsaude.saude.gov.br/index.php/o-ministerio/principal/leia-mais-o-ministerio/840-sctie-raiz/daf-raiz/cgceaf-raiz/cgceaf/l3-cgceaf/11646-pcdt>. Acesso em: 18 out. 2016.

[97] GRUPO DE TRABALHO INTERINSTITUCIONAL SOBRE ÓRTESES, PRÓTESES E MATERIAIS ESPECIAIS (GTI-OPME). *Relatório final*. Brasília: jul. 2015. p. 133.

Segundo os técnicos do GTI, são quatro os tipos de guias de práticas clínicas[98]:

> PROTOCOLO CLÍNICO E DIRETRIZES TERAPÊUTICAS – Estabelecem critérios, parâmetros e padrões, com base em evidências que garantam a segurança, a efetividade e a reprodutibilidade do que se protocola para uma determinada doença ou condição. Exigem análise de evidências, conforme as normas técnicas nacionais e internacionais para avaliação de tecnologias, e obrigam a observância do que estabelecem. [...]
>
> DIRETRIZES – Orientação sobre o que é válido e não válido dos pontos de vista técnico e científico, com base em evidências que garantam a segurança, a efetividade e a reprodutibilidade, para orientar condutas e protocolos institucionais, quando diversas opções diagnósticas ou terapêuticas igualmente válidas se apresentam. [...]
>
> PROTOCOLO DE USO – Estabelece critérios, parâmetros e padrões, com base em evidências que garantam a segurança, a efetividade e a reprodutibilidade de uma tecnologia específica, para uso em determinada doença ou condição. Exige análise de evidências, conforme as normas técnicas nacionais e internacionais para avaliação de tecnologias, quando disponíveis, ou, na ausência delas (situação comum nas órteses e próteses), se baseia em literatura médica que mostra eficácia e segurança suficientes e compatíveis com uma boa prática médica.
>
> NORMA DE AUTORIZAÇÃO – Estabelece critérios, parâmetros e padrões, com base em literatura médica que mostra eficácia e segurança suficientes e compatíveis com uma boa prática médica no uso de uma determinada tecnologia, procedimento ou tratamento, para orientar a autorização, controle e auditoria. Com o tempo, surgidas evidências de melhor qualidade científica, a norma de autorização evolui para protocolo de uso ou se inclui em protocolo clínico e diretrizes terapêuticas (PCDT).

A decisão sobre o tipo específico de guia a ser utilizado em cada caso é matéria para especialistas, e deve ser discutida nos fóruns apropriados. Do ponto de vista do combate às más prá-

---

[98] Idem, p. 134.

ticas médicas, o fundamental é que esses documentos incluam os principais procedimentos médicos e sejam adotados como referência para os tratamentos.

8. Novo modelo de remuneração na assistência médico-hospitalar

A Saúde Suplementar, que engloba os planos privados de assistência médico-hospitalar e responde por metade dos gastos do país com saúde, padece de um mal que a torna muito vulnerável à ação da máfia: o sistema de remuneração dos serviços.

Esquematicamente, o sistema atual de cobrança funciona com base no levantamento de todo o material usado e dos procedimentos realizados. A conta é fechada e enviada para a operadora, que vai se encarregar de pagar a fatura. Onde está o problema? No fato de que o sistema não está orientado para o desfecho clínico nem para a eficiência do processo.

Esse modelo, chamado de *fee for service* (remuneração por serviço), é padrão na Saúde Suplementar, e tem sido muito questionado aqui e também nos Estados Unidos, de onde o importamos. Os questionamentos não são apenas por conta da ação da máfia das próteses, mas porque o modelo estimula o desperdício e contribui para aumentar os custos médico-hospitalares e as mensalidades dos planos de saúde. Veja-se, a propósito do *fee for service*, o que diz o verbete sobre fraudes na área da saúde da *Encyclopedia of white-collar and corporate crime*, obra de referência no assunto:

> Os vários exemplos de fraudes identificadas no ambiente de *fee for service* ou de *managed-care* incluem sobreutilização ou serviços excessivos/desnecessários, cobrança de serviços não prestados, uso de código de um serviço mais caro (*upcoding*), incapacidade de fornecer os serviços necessários, cobrança individual de um item que compõe um pacote (*unbundling*) e apresentação de relatórios de custos falsos.
>
> A sobreutilização refere-se à prestação de serviços desnecessários para o consumidor de cuidados de saúde. Infelizmente, a

medicina baseada no modelo *fee for service* apresenta incentivos econômicos para sobreutilização dos serviços de saúde. A fraude pode ocorrer quando são prestados e cobrados para reembolso mais serviços médicos do que necessário[99].

No que diz respeito a tornar o ambiente hostil à ação da máfia, a revisão do modelo de remuneração *fee for service* traria uma excepcional contribuição. Uma alternativa seria o modelo de remuneração por pacote, preço fechado ou desfecho clínico. Nesse sistema, uma tabela de preços por procedimentos baliza a relação entre o plano e o prestador de serviço. Se o beneficiário do plano vai fazer uma cirurgia com tais e quais características, o prestador sabe de antemão qual o limite dos valores a serem reembolsados. Nem o médico nem o hospital terão como ultrapassar essa barreira sem justificativas adequadas.

> No que diz respeito a tornar o ambiente hostil à ação da máfia, a revisão do modelo de remuneração *fee for service* traria uma excepcional contribuição.

A transição para um sistema desse tipo requer cuidados, sobretudo para que não se crie o problema contrário: o rebaixamento na qualidade do atendimento com vista a reduzir custos, em detrimento do paciente. É uma questão delicada, mas para ela existem soluções conhecidas, que podem ser igualmente buscadas na experiência de outros países.

Uma das medidas para garantir a segurança do paciente e o padrão de qualidade dos tratamentos é, como vimos anteriormente, a adoção de Protocolos Clínicos e Diretrizes Terapêuticas, que indicam as melhores práticas para determinados tratamentos, estabelecidas de acordo com a literatura médica e com estudos relativos à eficiência das terapias propostas. É importante também que o sistema disponha de indicadores de

---

[99] SALINGER, Lawrence M. (Ed.). *Encyclopedia of white-collar and corporate crime*. 2. ed. Thousand Oaks: Sage Publications, 2013. p. 426. Tradução nossa.

performance assistencial de médicos e instituições, disponíveis para o público e comparáveis.

A mudança do modelo de remuneração exigiria do setor de saúde um elevado grau de maturidade e capacidade de diálogo, pois não diz respeito apenas a procedimentos. A evolução para um sistema que utilize recursos de forma mais racional, seja mais econômico e ao mesmo tempo mais eficiente terá necessariamente de ser construída em conjunto. O esforço será compensador se esses objetivos forem alcançados. Porque, além de reduzir o espaço de manobra dos mal-intencionados, dos médicos antiéticos e das empresas inescrupulosas, estaremos reforçando a Saúde Suplementar em seus fundamentos, aumentando a sustentabilidade de todo o sistema.

9. Governança global, *compliance* e autorregulação

O mal que assola o sistema de saúde se revelou de forma escandalosa quando a máfia das próteses foi desmascarada. Em sua raiz estão as relações obscuras que se estabeleceram entre o interesse econômico e a prática médica, em detrimento desta e da saúde dos pacientes. Não se trata de fenômeno novo, mas tem se agravado com o agigantamento das empresas, do mercado e das demandas no setor de saúde. Também não é exclusivo de nenhum país. Ao contrário, ele é global, como são globais as corporações que dominam o mercado de dispositivos médicos e medicamentos. O reconhecimento desses fatos leva à conclusão de que a estratégia para combater o problema deve considerar as dimensões planetárias que ele tem.

O assunto foi tratado com competência num artigo escrito por dois especialistas em questões de saúde e de direito. Os pesquisadores Tim Mackey, diretor do Global Health Policy Institute, afiliado à Universidade da Califórnia, e Bryan Liang, ex-diretor do San Diego Center for Patient Safety, da mesma universidade, defendem o estabelecimento de uma governança global, com o propósito de aumentar o alcance de medidas adotadas por países para combater a corrupção e o conflito de interesses no mercado da saúde.

A confluência da corrupção em âmbito nacional e internacional na área da saúde, que impacta as populações globais, aponta para a falta de uma estrutura internacional que aborde especificamente a ampla gama de questões inter-relacionadas associadas à corrupção na saúde. Melhorar a governança global da saúde é um importante primeiro passo. Mudanças para detectar e eliminar as formas de corrupção que impactam a saúde devem ser coordenadas, a fim de garantir que os sistemas de saúde estejam protegidos e que as intervenções de saúde globais cumpram seu pleno potencial.

Para enfrentar esses desafios da corrupção, propomos uma abordagem global de governança da saúde. Ela seria baseada na criação de um consenso e reconhecimento internacionais do conceito de 'corrupção global na área da saúde'. Adotar uma definição abrangente e desenvolver um protocolo internacional vinculativo e uma estrutura de governança podem levar à cooperação e a uma potencial harmonização de leis e regulamentações para combater a corrupção global na área da saúde de maneira eficaz[100].

❝ Adotar uma definição abrangente e desenvolver um protocolo internacional vinculativo e uma estrutura de governança podem levar à cooperação e a uma potencial harmonização de leis e regulamentações para combater a corrupção global na área da saúde. (Tim Mackey e Bryan Liang – Combating healthcare corruption and fraud with improved global health governance.) ❞

Olhar para o problema de maneira global não significa afastar-se das questões locais. Antes, pode ser uma excelente fonte

---

[100] MACKEY, Tim K.; LIANG, Bryan A. *Combating healthcare corruption and fraud with improved global health governance*. Londres: BMC International Health and Human Rights, 2012, v. 12, p. 23. Tradução nossa.

de inspiração para uma reforma do sistema de saúde no Brasil. Na agenda dessa reforma, podemos colocar as questões propostas no artigo escrito por Mackey e Liang:

1. políticas de transparência e de auditoria;
2. estrutura comum de monitoramento da corrupção e de avaliação de programas de saúde pública e de financiamento;
3. códigos de conduta para os agentes dos setores público e privado;
4. padrões mínimos para leis específicas de prevenção e combate à corrupção na saúde nos estados membros;
5. ampliação do financiamento da saúde para reduzir a informalidade;
6. sistema centralizado de vigilância e de armazenamento de dados para relatar e investigar a corrupção global na saúde;
7. processos multilaterais para congelar recursos obtidos com a corrupção e permitir a recuperação de ativos desviados; e
8. compromisso em destinar parte de bens apreendidos para financiar e desenvolver sistemas anticorrupção entre os membros[101].

Autorregulação e *compliance* são dois terrenos em que o sistema brasileiro precisa avançar. A autorregulação diz respeito, principalmente, à iniciativa das empresas em estabelecer regras que moralizem ou civilizem a forma de fazer negócios. Alguns fabricantes de dispositivos médicos deram um primeiro passo nesse sentido ao aderir ao programa Ética Saúde, acordo setorial que começou a ser desenhado em agosto de 2014 entre a Associação Brasileira de Importadores e Distribuidores de Implantes e o Instituto Ethos.

O acordo não chegou a tempo de impedir o vexame pelo qual o setor passou com o escândalo da máfia das próteses, que eclodiu quatro meses depois da matéria exibida no programa "Fantástico". Mas, seguramente, depois disso várias das empresas de próteses flagradas em situação comprometedora enten-

---

[101] Idem, p. 6.

deram que o programa era o detergente que precisavam usar para limpar sua imagem e rever a maneira de fazer negócios.

O caminho é um teste difícil de seguir, mas necessário. As empresas que aderirem ao programa, que foi lançado oficialmente em junho de 2015, devem abraçar os seguintes "princípios fundamentais"[102]:

- O relacionamento com Profissionais da Saúde e Profissionais Relacionados à Área da Saúde deve ser baseado na troca de informações que auxiliem o desenvolvimento permanente da assistência médica, dessa forma contribuindo para que pacientes tenham acesso a terapias cada vez mais eficientes e seguras.

- As empresas vinculadas a este Acordo não podem, direta ou indiretamente, ofertar, prometer ou outorgar prêmios, gratificações ou vantagens, de qualquer natureza, vinculadas a prescrição, uso, promoção, recomendação, indicação ou endosso de dispositivos médicos. Toda ação que possa ser percebida como uma interferência indevida sobre a autonomia dos Profissionais da Saúde ou dos Profissionais Relacionados à Área da Saúde deverá ser prontamente interrompida, sem prejuízo da eventual apuração de responsabilidades, segundo as regras do Ética Saúde e da legislação em vigor.

- Não são admitidas formas disfarçadas de relacionamento com Profissionais da Saúde e Profissionais Relacionados à Área da Saúde, bem como com Agentes Públicos, Instituições, Órgãos, Associações ou Empresas da Área da Saúde.

- As empresas signatárias são responsáveis pela fiel aplicação das regras deste Acordo em todas as ações que, direta ou indiretamente, realizarem com os Profissionais de Saúde, Profissionais Relacionados à Área da Saúde, Agentes Públicos e Instituições, Órgãos, Associações ou Empresas da Área da Saúde. A responsabilidade das Empresas se estenderá aos atos praticados por terceiros, especialmente prestadores de serviço e empresas contratadas, sempre que estes atuarem sob sua orientação ou delegação, nos termos da lei.

---

[102] ASSOCIAÇÃO BRASILEIRA DE IMPORTADORES E DISTRIBUIDORES DE IMPLANTES (ABRAIDI); INSTITUTO ETHOS. Ética Saúde – Acordo Setorial – Importadores, Distribuidores e Fabricantes de Dispositivos Médicos. Disponível em: <http://www.abraidi.com.br/documentos/etica-saude/acordo-setorial.pdf>. Acesso em: 26 out. 2016.

- Sem prejuízo do disposto no presente Acordo, aplicar-se-ão à promoção de dispositivos médicos e às demais atividades de interação com Agentes Públicos e Instituições, Órgãos, Associações ou Empresas da Área da Saúde as leis, os decretos, as portarias, as resoluções e as normas emanadas de autoridades competentes que versarem sobre o assunto, prevalecendo sempre a norma mais restritiva.

Um acordo público dessa natureza tem potencial para acabar com o "segredo de família" – aquele assunto desagradável que todos os familiares conhecem, mas sobre o qual ninguém fala durante o jantar. Uma vez admitida a existência do problema, não há mais como negá-lo. Não é mais possível, nem para as empresas nem para os médicos, fazer de conta que pagamentos de propinas, comissões etc. são inofensivos.

Outros passos importantes precisam ser dados para que esse processo se aprofunde e a sociedade seja aparelhada com mecanismos eficientes de proteção. Entre eles, é urgente que haja instrumentos – regras, leis, códigos profissionais etc. – que tornem transparentes as relações entre fabricantes e médicos.

Uma referência, a esse respeito, é o Physician Payments Sunshine Act, lei norte-americana já mencionada neste livro. Ela exige que fabricantes de medicamentos, dispositivos médicos e outros produtos para saúde informem, anualmente, todos os pagamentos feitos e vantagens oferecidas a médicos e hospitais-escola. As empresas são obrigadas também a informar sobre eventuais relações e ganhos que os médicos tenham com o negócio, seja como acionistas ou investidores. Um longo processo de discussão e audiências públicas precedeu a entrada em vigor do Sunshine Act. E a primeira safra de relatórios, referentes ao ano de 2013, foi disponibilizada para o público no final de 2014. Algum tempo ainda será necessário para que se possa avaliar os efeitos práticos da lei e o seu impacto sobre a cultura de relacionamento entre médicos e fabricantes. Uma pesquisa realizada em 2009 nos Estados Unidos, de âmbito nacional, e citada no artigo "Health Policy Brief: The Physician Payments Sunshine Act", publicado pela revista *Health*

Affairs[103], revelou que 84% dos médicos mantinham alguma forma de interação financeira com a indústria; cerca de 20% recebiam reembolsos por participar de encontros e treinamentos; e 15% recebiam pagamentos por serviços profissionais. Não se trata de condenar todo e qualquer tipo de relacionamento, mas de identificar os conflitos de interesse, como ressalta o artigo da *Health Affairs*:

> Esses relacionamentos têm muitos resultados positivos e – em particular no contexto da consultoria e financiamento de pesquisas – são geralmente um componente-chave no desenvolvimento de novas drogas e dispositivos. No entanto, também podem criar conflitos de interesse e em alguns casos podem ultrapassar a linha que separa as atividades promocionais e a conduta de pesquisa, treinamento e prática médica.

Deve-se também levar em conta que o agigantamento e a globalização desse mercado de produtos médicos traz consigo riscos aos quais a sociedade deve estar atenta. Tim Mackey e Bryan Liang apontam, em artigo publicado no *The Journal of the American Board of Family Medicine*, que de 1996 a 2005 os gastos da indústria farmacêutica com *marketing* passaram de 11,4 bilhões de dólares para 29,9 bilhões. E, de 1990 a 2008, os gastos com prescrição de drogas multiplicaram-se por seis, aproximadamente, indo de 40,3 bilhões de dólares para 234 bilhões. No artigo, os autores alertam para a necessidade de expandir e aperfeiçoar os mecanismos do Sunshine Act com o objetivo de abarcar outras categorias de relacionamento que podem levar a conflitos de interesse, como, por exemplo, campanhas que oferecem descontos e incentivos aos pacientes na compra de medicamentos[104].

---

[103] RICHARDSON, Elizabeth. Health Policy Brief: The Physician Payments Sunshine Act. Bethesda: *Health Affairs*, 2 out. 2014. Disponível em: <http://www.healthaffairs.org/healthpolicybriefs/brief.php?brief_id=127>. Acesso em: 28 jun. 2016.

[104] MACKEY, Tim K.; LIANG, Bryan A. Physician payment disclosure under health care reform: will the sun shine? Lexington: *The Journal of the American Board of Family Medicine*, maio-jun. 2013, v. 26, n. 3. p. 327-331. Disponível em: <http://www.jabfm.org/content/26/3/327>. Acesso em: 31 jul. 2016.

Medidas como essas precisam ser adotadas no mercado brasileiro; e sua implantação pode ganhar muito em velocidade, amplitude e eficiência se forem combinadas com uma ação mais ampla em direção ao estabelecimento de uma governança global na área de saúde.

10. Em defesa dos pacientes: conscientização e mecanismos de proteção

Depois de acompanhar os casos de pacientes que foram vítimas da máfia das próteses, os leitores poderão concluir que as tragédias de alguns e os acontecimentos que livraram outros do pior foram produtos da sorte. Certamente há, nas tragédias, a ação do acaso. Mas é preciso ter em conta que o ambiente do sistema de saúde, tanto público como privado, aumenta a probabilidade de que esses pacientes caiam na emboscada do azar.

Os golpes contra a saúde dos pacientes ocorreram dentro das instituições onde eles deveriam estar protegidos e seguros. Se pretendemos combater a ação dessa máfia, são necessárias medidas nos campos legislativo, jurídico, policial, regulatório, econômico, administrativo e sanitário, como as que apresentamos nos tópicos anteriores.

Em meio a esses grandes desafios, não se deve perder de vista a necessidade de atuar no ambiente em que esses crimes e desvios acontecem, para engajar os usuários e beneficiários da assistência na guerra diária contra a corrupção e os abusos na saúde.

> A disseminação de informação, a comunicação constante, a conscientização, a existência de canais de relacionamento e de mecanismos de defesa dos pacientes são fundamentais para criar, na assistência, um ambiente seguro para os usuários e hostil à máfia das próteses e a outros predadores da saúde.

Para uma mobilização conjunta em defesa dos pacientes, sugerimos ações que envolvam os seguintes temas:

- **Cirurgias e implantes de próteses**

    Os usuários devem ser informados, por meio de campanhas constantes, sobre os riscos que cercam esses procedimentos. Eles devem ser orientados a questionar os médicos e a indagar sobre as possibilidades de tratamentos alternativos, além de ser alertados sobre o modo de ação das máfias.

- **Segunda opinião médica**

    Em indicações de procedimentos complexos envolvendo cirurgia e implantes, a exigência de segunda opinião médica é uma forma de aumentar a proteção do paciente contra a ação da máfia das próteses e também contra erros de diagnóstico e orientação. O tema deveria ser objeto de regulação pelo SUS, pela ANS e, também, pelas entidades médicas – considerando que o Código de Ética Médica, em seu artigo 39, afirma que é vedado ao médico "opor-se à realização de junta médica ou segunda opinião solicitada pelo paciente ou por seu representante legal".

- **Economia da saúde**

    A orientação do médico para o paciente deve levar em conta o aspecto econômico das indicações de tratamento. Um trabalho de conscientização deveria ser feito para estimular o uso racional dos recursos e o combate ao desperdício nos sistemas público e privado de saúde.

- **Judicialização da saúde**

    A ação dos "advogados de porta de hospital", mancomunados com médicos da máfia das próteses, deve ser denunciada aos usuários dos serviços de saúde. É preciso chamar a atenção para o risco de os pacientes serem envolvidos, pela máfia das próteses, em processos fraudulentos cujo principal propósito é obrigar o SUS ou os planos de saúde a pagar por cirurgias desnecessárias e produtos superfaturados.

- **Cadastro de informações sobre médicos e instituições**

  Os usuários da assistência pública ou suplementar não dispõem de mecanismos que forneçam informações relevantes e *rankings* de qualidade sobre os médicos e instituições. É um direito do cidadão conhecer as credenciais e o histórico dos prestadores de serviço.

- **Ouvidoria e canais de reclamação**

  É necessário aperfeiçoar os serviços de ouvidoria no Sistema Único de Saúde e na Saúde Suplementar, para que recebam reclamações e denúncias sobre condutas médicas.

- **Movimento pela ética na saúde**

  A divulgação de um movimento que defenda a ética na saúde poderia mobilizar a opinião pública contra a corrupção no setor (incluindo o pagamento de propinas e comissões a médicos) e a favor da transparência das relações entre médicos e fabricantes de produtos para a saúde.

A disseminação de informação, a comunicação constante, a conscientização, a existência de canais de relacionamento e de mecanismos de defesa dos pacientes são fundamentais para criar, na assistência, um ambiente seguro para os usuários e hostil à máfia das próteses e a outros predadores da saúde. Em torno dessa bandeira deveriam aliar-se as agências reguladoras, o SUS e os gestores da saúde pública, as operadoras privadas de saúde, as entidades médicas e outras associações ligadas à saúde, os órgãos de defesa do consumidor e a imprensa.

Bibliografia de referência e de consulta

RELATÓRIOS

COMISSÃO PARLAMENTAR DE INQUÉRITO DAS PRÓTESES E DOS MEDICAMENTOS. *Relatório final*. Porto Alegre: Assembleia Legislativa do Estado do Rio Grande do Sul, 2016.

COMISSÃO PARLAMENTAR DE INQUÉRITO – MÁFIA DAS ÓRTESES E PRÓTESES NO BRASIL. *Relatório final*. Brasília: Câmara dos Deputados, 15 jul. 2015.

COMISSÃO PARLAMENTAR DE INQUÉRITO PARA INVESTIGAR A CARTELIZAÇÃO NA FIXAÇÃO DE PREÇOS E DISTRIBUIÇÃO DE ÓRTESES E PRÓTESES, INCLUSIVE, COM A CRIAÇÃO DE ARTIFICIAL DIRECIONAMENTO DA DEMANDA E CAPTURA DOS SERVIÇOS MÉDICOS POR INTERESSES PRIVADOS – MÁFIA DAS ÓRTESES E PRÓTESES NO BRASIL. *Relatório final*. Brasília: Câmara dos Deputados, 15 jul. 2015.

DEPARTAMENTO DE TAQUIGRAFIA, REVISÃO E REDAÇÃO. NÚCLEO DE REDAÇÃO FINAL EM COMISSÕES. CPI – Máfia das Órteses e Próteses no Brasil. Reunião n. 0464/15. Brasília: Câmara dos Deputados, 5 maio 2015.

_____. Reunião n. 0494/15. Brasília: Câmara dos Deputados, 6 maio 2015.

_____. Reunião n. 0608/15. Brasília: Câmara dos Deputados, 19 maio 2015.

DEPARTMENT OF HEALTH AND HUMAN SERVICES; DEPARTMENT OF JUSTICE. Health Care Fraud and Abuse Control Program: Annual Report for Fiscal Year 2015. Washington, fev. 2016. p. 10-16. Disponível em: <https://oig.hhs.gov/publications/docs/hcfac/FY2015-hcfac.pdf>.

DEPARTMENT OF JUSTICE – OFFICE OF PUBLIC AFFAIRS. Dignity Health agrees to pay $37 million to settle False Claims Act allegations. Washington: US Department of Justice, 30 out. 2014. Disponível em: <https://www.justice.gov/opa/pr/dignity-health-agrees-pay-37-million-settle-false-claims-act-allegations>. Acesso em: 8 jun. 2016.

_____. Kentucky Hospital Agrees to Pay Government $16.5 Million to Settle Allegations of Unnecessary Cardiac Procedures. Disponível em: <https://www.justice.gov/opa/pr/kentucky-hospital-agrees-pay-government-165-million-settle-allegations-unnecessary-cardiac>. Acesso em: 8 jun. 2016.

_____. King's Daughters Medical Center to pay nearly $41 million to resolve allegations of false billing for unnecessary cardiac procedures and kickbacks.

Washington: US Department of Justice, 28 maio 2014. Disponível em: <https://www.justice.gov/opa/pr/king-s-daughters-medical-center-pay-nearly-41-million-resolve-allegations-false-billing>.

DEPARTMENT OF JUSTICE – U.S. ATTORNEY'S OFFICE - NJ. Doctor admits taking bribes in test-referral scheme with New Jersey Clinical Lab. Disponível em:<https://www.justice.gov/usao-nj/pr/doctor-admits-taking-bribes-test-referral-scheme-new-jersey-clinical-lab-2>. Acesso em: 8 jun. 2016.

GRUPO DE TRABALHO INTERINSTITUCIONAL SOBRE ÓRTESES, PRÓTESES E MATERIAIS ESPECIAIS (GTI-OPME). *Relatório final.* Brasília: jul. 2015.

Medtronic Corporate Reports: Further, together – 2015 – Integrated performance report. p. 25. Disponível em: <http://www.medtronic.com/content/dam/Medtronic/US/Citizenship/mdt_2015_integrated_report.pdf>. Acesso em: 28 set. 2016.

ESTUDOS

CARNEIRO, Luiz Augusto F. et al. *Envelhecimento populacional e os desafios para o sistema de saúde brasileiro.* São Paulo: Instituto de Estudos de Saúde Suplementar, 2013.

COLLINS, Sarah. What investors should know about the US medical device industry. A must-read overview of the medical device industry. Market Realist, 19 nov. 2015. Disponível em: <http://marketrealist.com/2015/11/must-read-overview-medical-device-industry/>. Acesso em: 27 set. 2016.

EUROPEAN COMMISSION. Directorate-General for Home Affairs. *Study on corruption in the healthcare sector.* Luxemburgo: Publications Office of the European Union, 2013.

MACKEY, Tim K.; LIANG, Bryan A. Combating healthcare corruption and fraud with improved global health governance. Londres: BMC International Health and Human Rights, 2012, v. 12, p. 23.

_____. Physician payment disclosure under health care reform: will the sun shine? Lexington: *The Journal of the American Board of Family Medicine*, maio-jun. 2013, v. 26, n. 3. p. 327-331. Disponível em: <http://www.jabfm.org/content/26/3/327>. Acesso em: 31 jul. 2016.

MARRONE, Patrícia Véras (Org.). *Saúde 4.0*: Propostas para impulsionar o ciclo das inovações em Dispositivos Médicos (DMAs) no Brasil. Brasília: ABIIS, 2015.

NEA – NÚCLEO DE ESTUDOS E ANÁLISES. Dispositivos médicos (OPME): Características do mercado, concorrência, carga tributária e experiências internacionais. Nota técnica Anahp.

Protocolos Clínicos e Diretrizes Terapêuticas. In: Portal da Saúde – Ministério da Saúde, 1º abr. 2014. Disponível em: <http://portalsaude.saude.gov.br/index.php/o-ministerio/principal/leia-mais-o-ministerio/840-sctie-raiz/daf-raiz/cgceaf-raiz/cgceaf/l3-cgceaf/11646-pcdt>. Acesso em: 18 out. 2016.

REIS, Amanda; MANSINI, Greice. Fontes de desperdício de recursos no sistema de saúde americano. In: Texto para discussão n. 49. São Paulo: Instituto de Estudos de Saúde Suplementar, 2013. p. 10.

SALINGER, Lawrence M. (Ed.). *Encyclopedia of white-collar and corporate crime*. 2. ed. Thousand Oaks (EUA): Sage Publications, 2013.

SILVA, Amanda Reis Almeida. A importância de materiais e medicamentos nos gastos médicos: dados de uma operadora no período de 2007 a 2012. In: Série IESS 0049-2014. São Paulo: [s.n.], 2014.

SLOAN, Frank A.; KASPER, Hirschel. Incentives and choice in health care. The MIT Press, maio 2008.

REPORTAGENS

AFFONSO, Julia; MACEDO, Fausto. Clínicas ficou sem licitação durante 5 anos por esquema da Dopamina, diz delegado. *Estadão online*. São Paulo, 18 jul. 2016. Disponível em: <http://politica.estadao.com.br/blogs/fausto-macedo/clinicas-ficou-sem-licitacao-durante-5-anos-por-esquema-da-dopamina-diz-delegado/>. Acesso em: 30 set. 2016.

_____. "Muito mais gananciosos que na Lava Jato", diz procuradora sobre esquema nas Clínicas. *O Estado de São Paulo*, 2016. Disponível em: <http://politica.estadao.com.br/blogs/fausto-macedo/muito-mais-gananciosos-que-na-lava-jato-diz-procuradora-sobre-esquema-nas-clinicas/>. Acesso em: 18 jul. 2016.

CARMO, Sidney Gonçalves; AMÂNCIO, Thiago. Investigação aponta fraude em compra de material para cirurgia no HC. São Paulo: *Folha de S. Paulo*, 18 jul. 2016.

CARREYROU, John; MCGINTY, Tom. Top spine surgeons reap royalties, Medicare bounty. *The Wall Street Journal*, Nova York, 20 dez. 2010.

COLLUCCI, Cláudia. Esquema no HC é mais um tentáculo da "máfia das próteses". São Paulo: *Folha de S. Paulo*, 19 jul. 2016.

_____. Máfia das próteses e as reações hipócritas. São Paulo: *Folha de S. Paulo*, 20 jan. 2015. Disponível em: <http://www1.folha.uol.com.br/colunas/claudiacollucci/2015/01/1577424-mafia-das-proteses-e-as-reacoes-hipocritas.shtml>. Acesso em: 18 jul. 2016.

_____. Novo código de ética proíbe médico de vender remédio. *Folha de S. Paulo*, 29 ago. 2009. Disponível em: <http://www1.folha.uol.com.br/fsp/saude/sd2908200901.htm>. Acesso em: 18 jul. 2016.

EISLER, Peter; HANSEN, Barbara. Thousands of doctors practicing despite errors, misconduct. *USA Today*, Nova York, 20 ago. 2013. Disponível em: <http://www.usatoday.com/story/news/nation/2013/08/20/doctors-licenses-medical-boards/2655513/>. Acesso em: 4 ago. 2016.

GRIZOTTI, Giovani. Máfia das próteses coloca vidas em risco com cirurgias desnecessárias. **Fantástico**. Rio de Janeiro: Rede Globo, 4 jan. 2015. Disponível em: <http://g1.globo.com/fantastico/noticia/2015/01/mafia-das-proteses-coloca-vidas-em-risco-com-cirurgias-desnecessarias.html>. Acesso em: 5 out. 2016.

_____. Máfia superfatura próteses e indica cirurgias desnecessárias. **Fantástico**. Rio de Janeiro: Rede Globo, 4 jan. 2015. Disponível em: <http://globoplay.globo.com/v/3871226/>. Acesso em: 9 maio 2016.

_____. Médicos fazem cirurgias de coração com material vencido para lucrar. **Fantástico**. Rio de Janeiro: Rede Globo, 11 jan. 2015. Disponível em: <http://g1.globo.com/fantastico/noticia/2015/01/medicos-fazem-cirurgias-de-coracao-com-material-vencido-para-lucrar.html>. Acesso em: 26 ago. 2016.

_____. Polícia investiga cirurgias de próteses com suspeita de superfaturamento no RS. **Jornal do Almoço**. Porto Alegre: RBS TV, 4 mar. 2015. Disponível em: <http://g1.globo.com/rs/rio-grande-do-sul/jornal-do-almoco/videos/t/porto-alegre/v/policia-investiga-cirurgias-de-proteses-com-suspeita-de-superfaturamento-no-rs/4009616/>. Acesso em: 16 maio 2016.

JAEGER, Jaclyn. Orthofix braces for SEC settlement in FCPA case. Boston: *Compliance Week*, 16 ago. 2016. Disponível em: <https://www.complianceweek.com/blogs/enforcement-action/orthofix-braces-for-sec-settlement-in-fcpa-case#.V7b0c47J53s>. Acesso em: 19 ago. 2016.

MCGINTY, Anna Wilde Mathews And Tom. Physician Panel Prescribes the Fees Paid by Medicare. *Wall Street Journal*, 2010. Disponível em: <http://www.wsj.com/articles/SB10001424052748704657304575540440173772102>. Acesso em: 8 jun. 2016.

OLIVEIRA, Lucilene; GOMES, Amanda; ROCHA, Almeida. Pagando propina, o paciente "fura fila" no HC. *Diário de S. Paulo*, 8 jun. 2016. Disponível em: <http://www.diariosp.com.br/noticia/detalhe/92884/pagando-propina-o-paciente-fura-fila-no-hc>. Acesso em: 30 set. 2016.

RICHARDSON, Elizabeth. Health Policy Brief: The Physician Payments Sunshine Act. Bethesda: *Health Affairs*, 2 out. 2014. Disponível em: <http://www.healthaffairs.org/healthpolicybriefs/brief.php?brief_id=127>. Acesso em: 28 jun. 2016.

RITTO, Cecília. Três *stents* e uma viagem. *Veja*, nº 2405, p. 74-75, 24 dez. 2014. Disponível em: <https://acervo.veja.abril.com.br/index.html#/edition/32066?page=74&section=1>. Acesso em: 21 jun. 2016.

SETOR DE COMUNICAÇÃO SOCIAL DA PF EM MONTES CLAROS. PF combate desvios no fornecimento de próteses cardíacas em Minas Gerais. Montes Claros: Agência de Notícias – Polícia Federal, 2 jun. 2015. Disponível em: <http://www.pf.gov.br/agencia/noticias/2015/06/pf-combate-desvios-no-fornecimento-de-proteses-cardiacas-em-minas-gerais>. Acesso em: 21 jul. 2016.

VAN DAM, ANDREW. WSJ details conflicts that drive spine fusion surgery. Disponível em: <http://healthjournalism.org/blog/2010/12/wsj-details-conflicts-that-drive-spine-fusion-surgery/>. Acesso em: 17 mar. 2016.

VILARDAGA, Vicente. Desperdícios e corrupção prejudicam hospitais brasileiros. *EXAME.com*, 29 jan. 2015. Disponível em: <http://exame.abril.com.br/revista-exame/noticias/desperdicios-e-corrupcao-prejudicam-hospitais-brasileiros>. Acesso em: 18 jul. 2016.

EDITORIAIS E ARTIGOS

BARRAS, Edmond. A importância da segunda opinião em medicina. São Paulo: *Folha de S. Paulo*, Opinião, 12 set. 2015. Disponível em: <http://www1.folha.uol.com.br/opiniao/2015/09/1680604-a-importancia-da-segunda-opiniao-em-medicina.shtml>. Acesso em: 8 jun. 2016.

CORIOLANO, Marcio; ALVES, Sandro Leal. Inflação impõe um desafio à saúde suplementar. Rio de Janeiro: *Jornal do Commercio*, 14 mar. 2014. Disponível em:

<http://www.unimed.coop.br/pct/index.jsp?cd_canal=67694&cd_secao=67692&cd_materia=369669>. Acesso em: 25 jul. 2016.

ELOI, Denise. OPMEs e os custos da assistência. In: *Saúde Business* – Revista digital, 8 dez. 2014. Disponível em: <http://saudebusiness.com/noticias/opmes-e-os-custos-da-assistencia/>. Acesso em: 7 jul. 2016.

Judicialização da saúde. *O Estado de S. Paulo*, Opinião, 9 maio 2016. Disponível em: <http://opiniao.estadao.com.br/noticias/geral,judicializacao-da-saude,10000049836>. Acesso em: 10 maio 2016.

LIMA, Carlos Vital Tavares Corrêa. A máfia das próteses. *Folha de S. Paulo*, 2015. Disponível em: <http://portal.cfm.org.br/index.php?option=com_content&view=article&id=25290:2015-01-19-17-33-31&catid=3>. Acesso em: 26 jul. 2016.

Moléstia judicial. In: *Folha de S. Paulo*, Opinião, 21 abr. 2016. Disponível em: <http://www1.folha.uol.com.br/opiniao/2016/04/1763301-molestia-judicial.shtml>. Acesso em: 10 maio 2016.

RAMOS, Pedro. A judicialização da saúde em questão. São Paulo: *Folha de S. Paulo*, 20 jul. 2015. Disponível em: <http://www1.folha.uol.com.br/opiniao/2015/07/1657373-a-judicializacao-da-saude-em-questao.shtml>. Acesso em: 30 ago. 2016.

WIEDEMANN NETO, Ney. O direito à saúde e o Poder Judiciário. Porto Alegre: AJURIS, 20 jul. 2015. Disponível em: <http://www.ajuris.org.br/2015/07/20/o-direito-a-saude-e-o-poder-judiciario/>. Acesso em: 6 out. 2016.

DOCUMENTOS SETORIAIS

ABRAMGE et al. Os desafios da Saúde Suplementar e as medidas necessárias para enfrentá-los. 2015.

ASSOCIAÇÃO BRASILEIRA DE IMPORTADORES E DISTRIBUIDORES DE IMPLANTES (ABRAIDI); INSTITUTO ETHOS. Ética Saúde – Acordo Setorial – Importadores, Distribuidores e Fabricantes de Dispositivos Médicos. Disponível em: <http://www.eticasaude.com.br/acordo_pt-br.html>. Acesso em: 31 jul. 2016.

Carta aberta da FenaSaúde à presidenta Dilma. Disponível em: <http://www.cnseg.org.br/fenasaude/servicos-apoio/noticias/carta-aberta-da-fenasaude-a-presidenta-dilma.html>. Acesso em: 7 jul. 2016.

CONSELHO FEDERAL DE MEDICINA. Código de Ética Médica. Capítulo I – Princípios fundamentais., 2009. Disponível em: <http://portal.cfm.org.br/index.php?option=com_content&view=category&id=9&Itemid=122>. Acesso em: 5 out. 2016.

U.S. FOOD AND DRUG ADMINISTRATION. Concerns about metal-on-metal hip implants. *Silver Spring*, 4 out. 2015. Disponível em: <http://www.fda.gov/MedicalDevices/ProductsandMedicalProcedures/ImplantsandProsthetics/MetalonMetalHipImplants/ucm241604.htm>. Acesso em: 30 set. 2016. Tradução nossa.

WORLD HEALTH ORGANIZATION (WHO). Programmes. Medical devices – Definitions. Disponível em: <http://www.who.int/medical_devices/definitions/en/>. Acesso em: 19 set. 2016. Tradução nossa.

DOCUMENTOS DO JUDICIÁRIO

CONSELHO NACIONAL DE JUSTIÇA. Enunciados aprovados na I Jornada de Direito da Saúde do Conselho Nacional de Justiça em 15 de maio de 2014 – São Paulo-SP. Disponível em: <http://www.cnj.jus.br/programas-e-acoes/forum-da-saude/i-jornada-de-direito-da-saude> e em: <http://www.cnj.jus.br/images/ENUNCIADOS_APROVADOS_NA_JORNADA_DE_DIREITO_DA_SAUDE_%20PLENRIA_15_5_14_r.pdf>. Acesso em: 30 jul. 2016.

SUPREMO TRIBUNAL FEDERAL. **Glossário Jurídico**. Disponível em: <http://www.stf.jus.br/portal/glossario/verVerbete.asp?letra=L&id=185>. Acesso em: 13 maio 2016.

Tribunal de Justiça do Rio Grande do Sul. Agravo de Instrumento AI 70051703668 RS. Inteiro Teor. | Desembargador Ney Wiedemann Neto (Relator), 13 dez. 2012.